Sutor/Bumb

Der kleine Arthrose-Coach

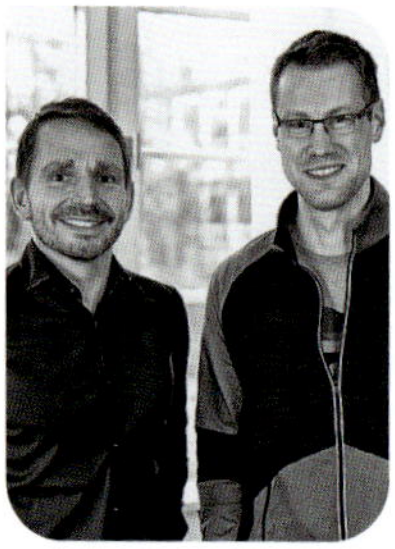

Volker Sutor (links im Bild) ist Sport- und Physiotherapeut (BSc., MSc.). Er ist Inhaber der Therapiezentren »Gesundheitsrondell« (www.gesundheitsrondell.de) und lebt in Cleebronn. Als Mitbegründer der Weiterbildungsfirma DIGOTOR (Fortbildungen für Orthopädische Medizin und Manuelle Therapie) unterrichtet er seit über 20 Jahren Therapeuten und Ärzte im In- und Ausland (www.digotor.info). Das Thema Arthrose begegnet ihm regelmäßig in seiner täglichen Arbeit. Insbesondere die Aufklärung des Betroffenen und dessen Selbstmanagement liegen ihm am Herzen. Nur so lassen sich langfristig zufriedenstellende Ergebnisse erzielen.

Tim Bumb ist Physiotherapeut und Fitnessökonom (B.A.). Er lebt und arbeitet in der Schweiz. Vor seiner Physiotherapieausbildung in Neustadt an der Weinstaße war er mehrere Jahre als Fitness- und Kurstrainer tätig. Die Trainingstherapie ist für ihn einer der wichtigsten Bereiche der Physiotherapie. Aus diesem Grund sind die Übungen in diesem Buch der täglichen Praxis mit Patient*innen und Sportgruppen entnommen. Tim Bumb engagiert sich berufspolitisch in der Physiotherapie und schreibt Artikel für Fachzeitschriften.

Die Autoren haben bereits gemeinsam 2019 erfolgreich das Buch »Der kleine Rücken-Coach« und 2021 »Der kleine Coach bei Schwindel und Gleichgewichtsstörungen« veröffentlicht.

Volker Sutor
Tim Bumb

Der kleine Arthrose-Coach

40 einfache Übungen für schmerzfreie Gelenke

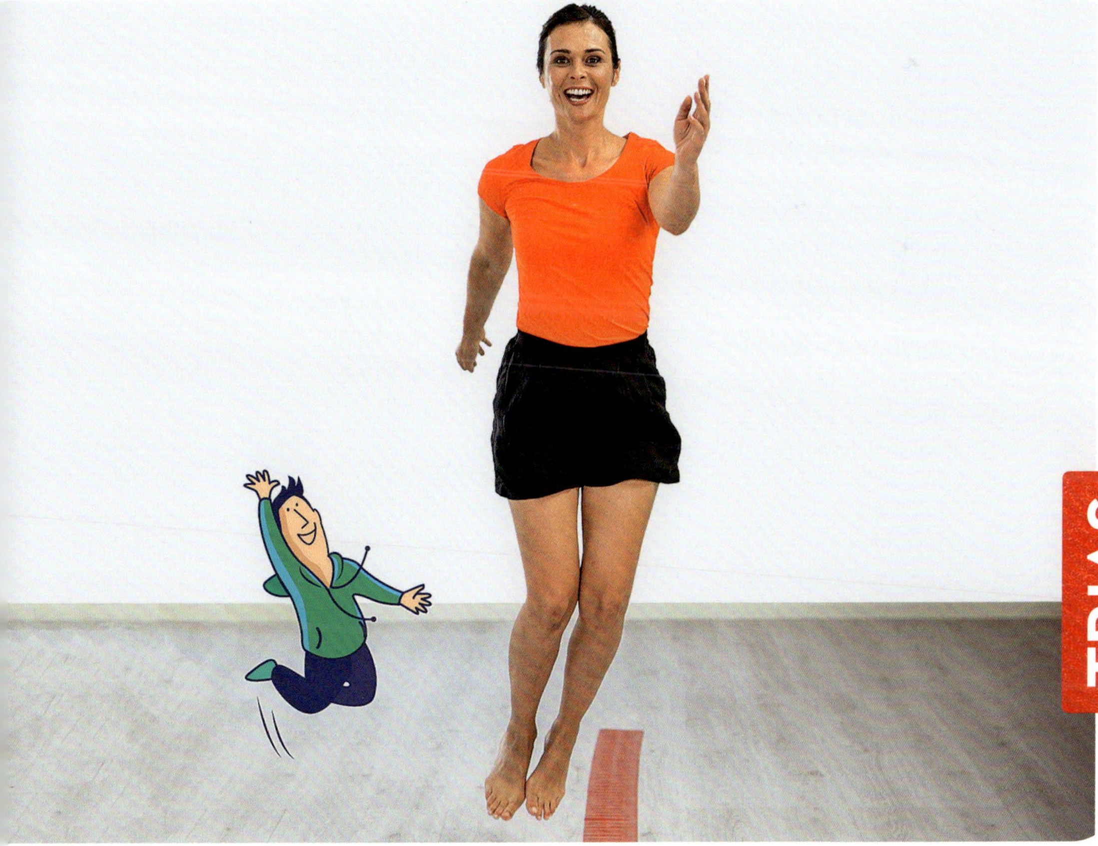

TRIAS

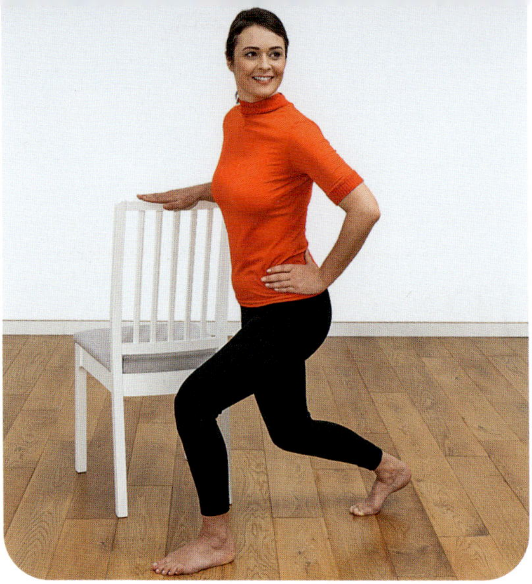

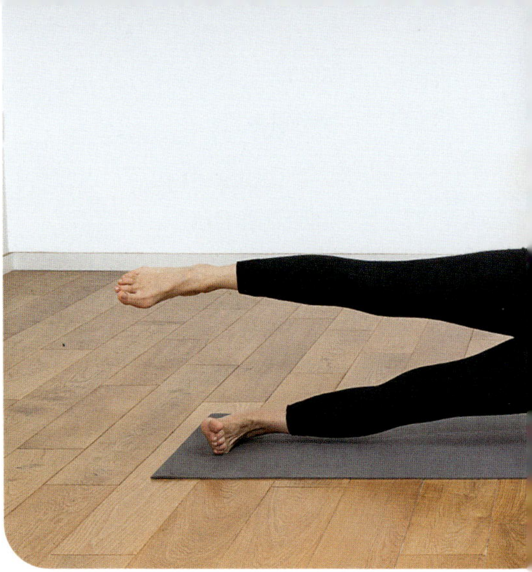

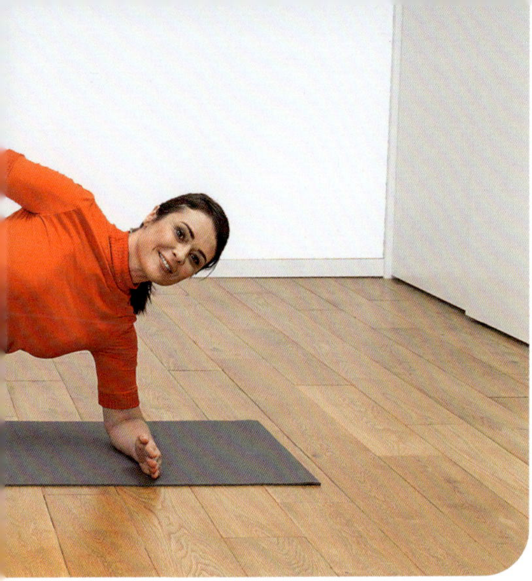

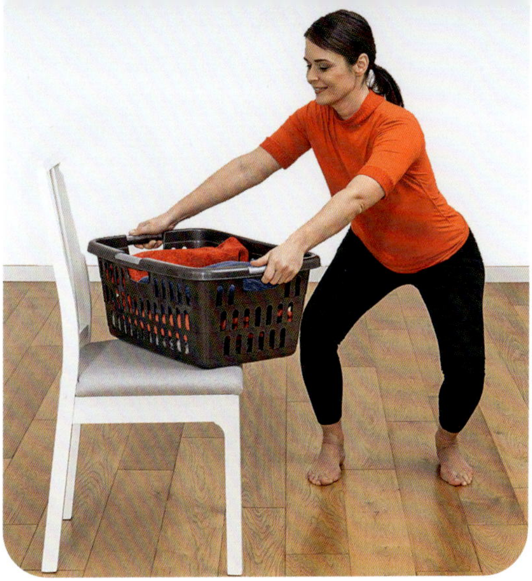

Exkurse

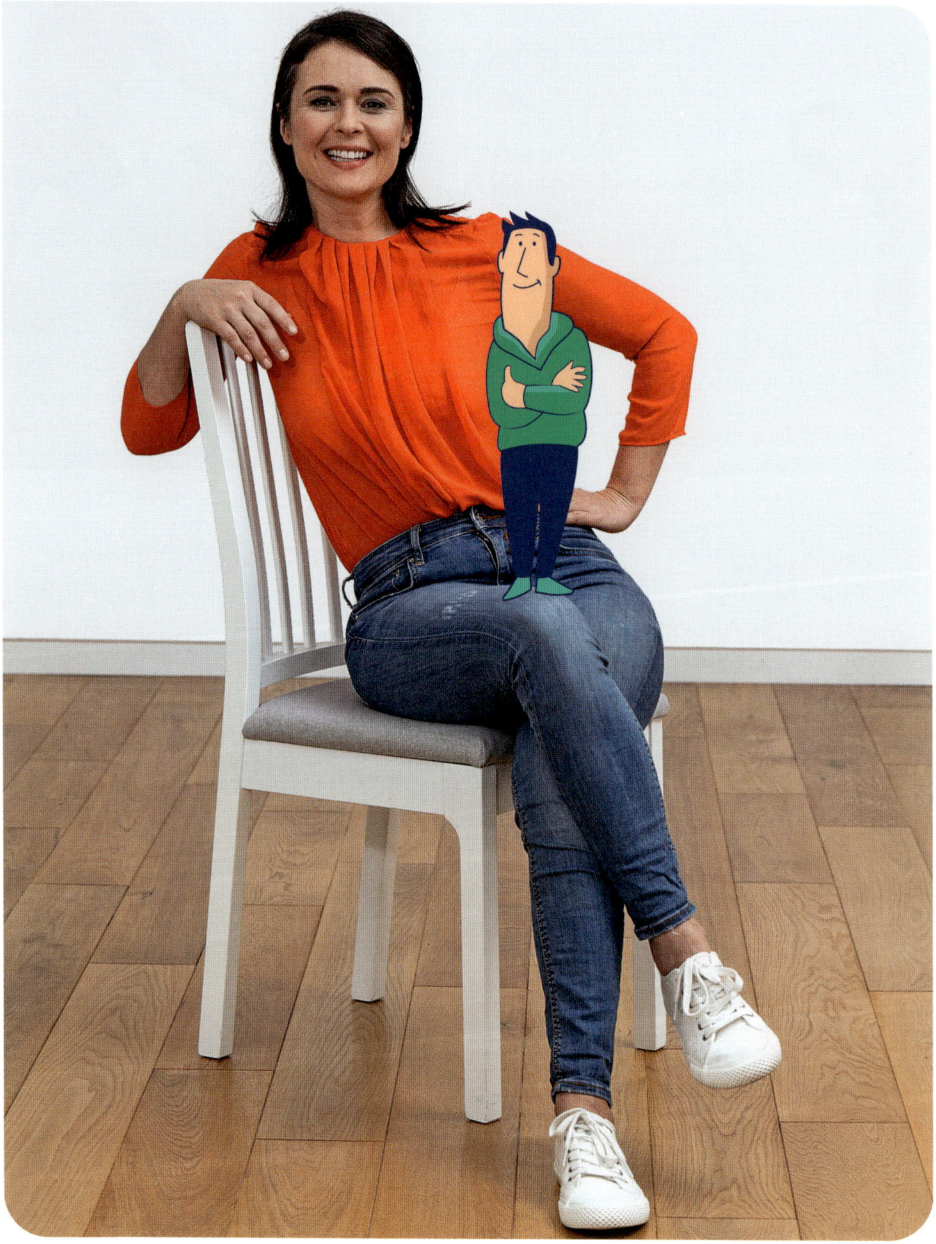

Liebe Leserin, lieber Leser,

herzlichen Glückwunsch zum Erwerb Ihres persönlichen kleinen Arthrose-Coachs! Er gibt Ihnen alles an die Hand, was notwendig ist, damit Sie sich selbst bei Ihren Beschwerden helfen können. Sie lernen in diesem Buch, was es überhaupt mit Gelenkbeschwerden und der Diagnose Arthrose auf sich hat, wie es dazu kommen kann und wie Sie damit besser umgehen können und Ihre körperliche Leistungsfähigkeit verbessern können.

Der Test auf Seite 26 sagt Ihnen, wie fit Ihre Gelenke und Muskeln sind und mit dem Ampelsystem finden Sie genau die richtigen Übungen für sich. Notieren Sie Ihren Fortschritt im Trainingstagebuch (Seite 120) und halten Sie so die Motivation aufrecht. Mit immer anspruchsvolleren Übungen steigern Sie Ihre Belastbarkeit Schritt für Schritt. Damit der innere Schweinehund keine Chance hat, können alle Übungen perfekt in den Alltag integriert (und sogar am Arbeitsplatz ausgeführt) werden. Seien Sie kreativ und nutzen Sie Alltagsgegenstände fürs Training. Anregungen hierzu sind im Kapitel »Lifehacks« (Seite 109) zu finden.

Unser kleiner Coach wird Sie dabei stets begleiten und mit wertvollen Tipps versorgen. Lassen Sie sich von ihm zu einem neuen Umgang mit Ihren Gelenkbeschwerden anregen. Blättern Sie weiter, um mehr zu erfahren, oder legen Sie mit einer ersten Übung los!

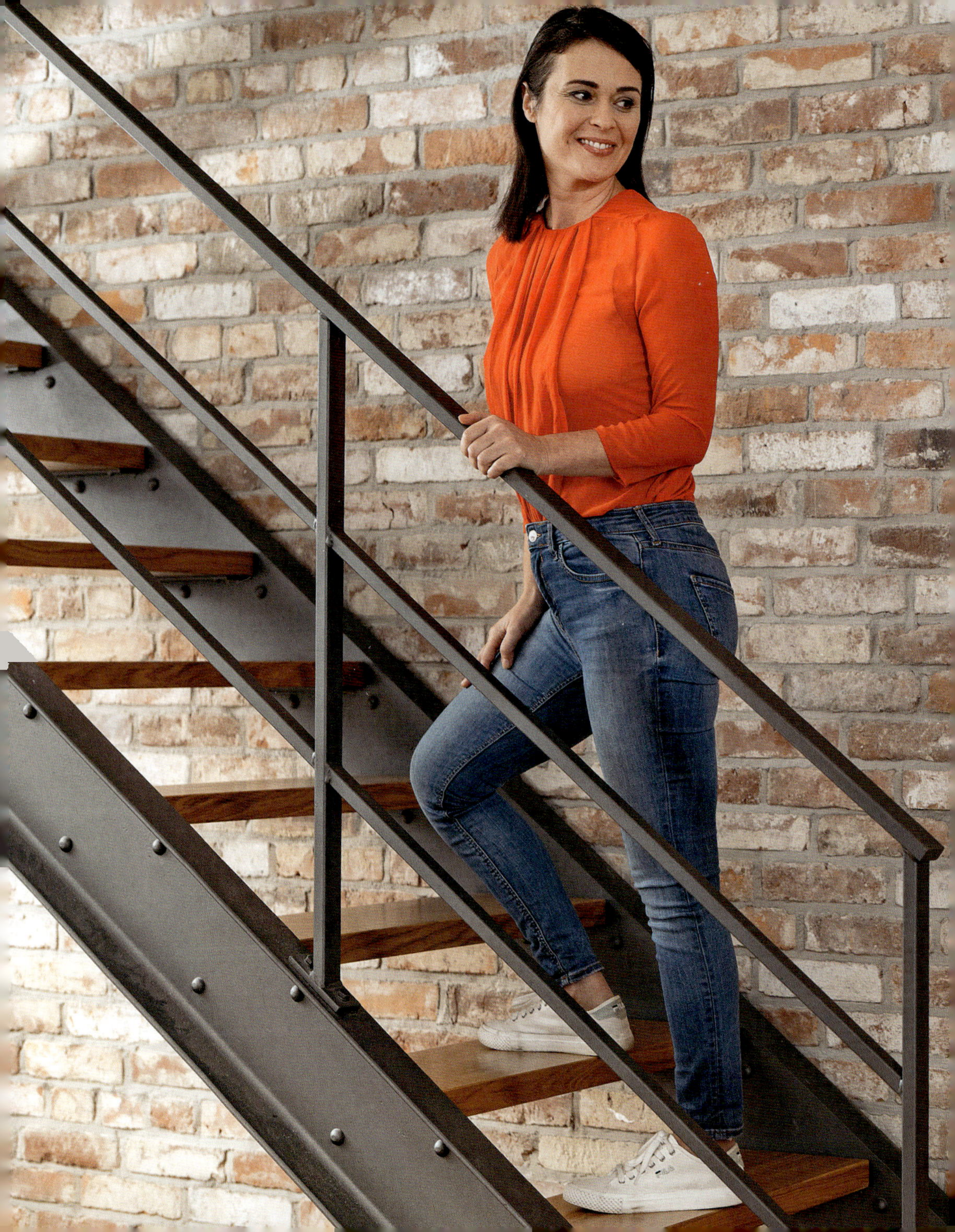

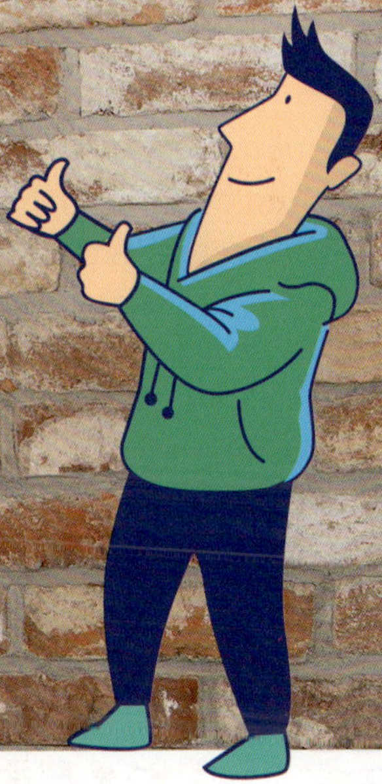

Immer schön geschmeidig bleiben

Bevor es ans Eingemachte geht und Sie aktiv werden, widmen wir uns der Frage, was Beschwerden an den Gelenken verursachen kann und was der Begriff Arthrose überhaupt bedeutet.

Wenn's in den Gelenken zwickt – was nun?

Beim Wort »Arthrose« haben viele Menschen das Bild des Gelenkverschleißes im Kopf. Dies kann zur falschen Vorstellung führen, dass primär ein Abbau der Knorpelschicht die Beschwerden auslöst. Warum Sie dieses falsche und negative Bild schnell wieder vergessen sollten, erfahren Sie jetzt!

Der Begriff »Arthrose« (bzw. »Osteoarthritis«) steht für ein Krankheitsbild, von welchem fast alle Gelenke im Körper betroffen sein können. Es ist die häufigste nichtentzündliche Gelenkerkrankung. Am häufigsten sind die Knie- und Hüftgelenke und Hände betroffen. Es handelt sich um eine Erkrankung des gesamten Gelenks. Es kann Veränderungen des Gelenkknorpels auf dem Knochen, des Knochens unter dem Knorpel, des Kapsel-Band-Apparats um das Gelenk und der umgebenden Muskulatur geben. Charakteristisch sind Schmerz, Funktionseinschränkung, Gelenksteifigkeit und verringerte gesundheitsbezogene Lebensqualität.

Ähnlich wie bei Rückenbeschwerden ist bei Arthrose die Vorstellung einzelner Strukturen bzw. des Abbaus der Knorpelschicht als Ursache von Schmerzen zu kurz gegriffen. Im Bereich der Wirbelsäule ist beispielsweise die Bandscheibe (der Faserring zwischen den Knochen der Wirbelsäule) eine Struktur, welche oft zu Unrecht mit negativen Emotionen behaftet ist. Schmerzen, ob an der

Wirbelsäule oder an anderen Gelenken im Körper, haben meist mehr als nur eine Ursache. Man nennt dies in der Medizin »multifaktoriell« (von mehreren Faktoren abhängig).

Speziell bei Beschwerden im Bereich der Gelenke weiß man heutzutage mehr über die Wahrnehmung von Schmerzen. Beispielsweise existieren mittlerweile Studien, in denen radiologische Aufnahmen (MRT, Röntgen) von Menschen ohne Beschwerden gemacht wurden. Bei diesen Studien war das Ergebnis, dass gewisse Veränderungen, wie eine reduzierte Dicke des Gelenkknorpels, ab einem gewissen Alter normal zu sein scheinen, ohne dass dies zu Schmerzen führt.

Die Diagnose »(klinische) Arthrose« wird daher anhand von Beschwerden (Symptomen) gestellt und ist klar von Klassifikationen aus der Radiologie abzugrenzen. Diese Klassifikationen haben Sie vielleicht schon einmal auf einem Bild oder Poster gesehen. Auf diesen Abbildungen wird oft Knorpelabbau mit Grad 1–4 angegeben. 1 steht dabei für »leichten Abbau« und bei Grad 4 ist der Gelenkspalt deutlich vermindert, es finden sich Knochenanbauten (Osteophyten) und ein deutlicher Abbau des Gelenkknorpels. Diese Beschreibungen sind für eine Dokumentation in der Medizin relevant, sollten aber für Patientinnen und Patienten eine sehr untergeordnete Rolle spielen, da sie schlicht nicht dazu da sind, Beschwerden von Patientinnen und Patienten zu erklären.

Unter anderem mit Bezug auf die aktuellen medizinischen Leitlinien der international anerkannten Fachgesellschaften OARSI (Osteoarthritis Research Society International) und ACR (American College of Rheumatology) spricht man von Arthrose, wenn eine Person

- 45 Jahre oder älter ist und
- aktivitätsbezogene Gelenkschmerzen und
- eine morgendliche Gelenksteifigkeit von weniger als 30 Minuten hat.

Vor dem 45. Lebensjahr kann Arthrose nach einer Gelenkverletzung infolge eines Traumas (Unfall) auftreten.

Wann sollte man besser zur Ärztin, zum Arzt gehen?

Selten sind Schmerzen in den Gelenken ein Grund zur Sorge und noch seltener ein Grund für einen sofortigen Arztbesuch.

In folgenden Fällen ist allerdings eine medizinische Abklärung wichtig:

- vorausgegangener Unfall (Sturz)
- Morgensteifigkeit über 30 Minuten
- Rötung und/oder Erwärmung mit Schwellung
- deutliche Druckempfindlichkeit der Haut
- größter Schmerz in Ruhe

Falls Ihr Hausarzt Sie befragt, untersucht hat und keine weitere Untersuchung (bildgebende Verfahren) empfiehlt, ist dies ein gutes Zeichen und sollte Sie nicht enttäuschen. Im Gegenteil, Sie können aufatmen und haben nun die Möglichkeit, aktiv etwas gegen Ihre Beschwerden zu tun. In diesem Buch finden Sie viele Beispiele, wie Sie dies angehen können.

Begriffe und Vorstellungen

Im Folgenden werden wir die Begriffe »Arthrose«, »Arthritis« und auch »Osteoporose« genauer erklären. Gerade für medizinische Laien ist es wichtig, diese Begriffe voneinander abgrenzen und einordnen zu können. Denn bereits wie wir bestimme Zustände des Körpers bezeichnen, verändert die Art, wie wir diese wahrnehmen.

Die medizinische Sprache verwendet Wörter aus dem Lateinischen und Griechischen und manchmal auch eine Mischung daraus. »Arthron« ist griechischen Ursprungs und bedeutet erstmal nur »Gelenk«. Die Endung »-ose« wird im deutschen Sprachraum in der Medizin für nichtentzündliche Prozesse mit Krankheitswert genutzt.

Im Gegensatz dazu steht die Abkürzung »-itis« primär für entzündliche Prozesse. So werden mit »Arthritis« verschiedene Beschwerden an Gelenken bezeichnet, an denen eine Entzündung beteiligt ist. Hierunter fallen auch Erkrankungen des rheumatischen Formenkreises, wie die rheumatoide Arthritis, ankylosierende Spondylarthritis (Morbus Bechterew) oder Psoriasis-Arthritis. Jede der beispielhaft genannten Krankheiten weist ein ganz eigenes Beschwerdebild auf.

Das klingt natürlich, als wäre die Unterscheidung sehr einfach. Heutzutage werden aber immer stärker auch englische Ausdrücke in der Medizin genutzt. Für die Arthritis wird im Englischen auch der Ausdruck »arthritis« genutzt. Für Arthrose wird allerdings meist »osteoarthritis« gebraucht. Plötzlich fällt es allein schon sprachlich nicht mehr so leicht, die

Wichtige Arthrose-Fakten

- Der internationale Konsens ist, dass Arthrose eine Diagnose anhand von Beschwerden ist.
- Es gibt keinen bestimmten (Labor-) Test oder eine spezielle radiologische/bildgebende Untersuchung, um die Diagnose zu stellen.
- Abnormitäten/Anomalien, die in radiologischen/bildgebenden Untersuchungen sichtbar werden, bedeuten keine klinische Arthrose und bringen nicht zwingend Beschwerden mit sich.
- Wichtig ist das Ermitteln von Lebensstilfaktoren, wie regelmäßiger körperlicher Aktivität, Management von Körperfett und dauerhaftem negativem Stress.
- Operationsentscheidungen sollten immer aufgrund von Beschwerden, nicht auf Basis radiologischer Befunde getroffen werden

Unterscheidung zwischen nur degenerativer oder entzündlicher Veränderung aufrechtzuerhalten.

Um das Bild der ähnlich klingenden Ausdrücke noch zu komplettieren, fehlt uns noch die »Osteoporose«. Darunter versteht man eine verringerte Knochendichte, welche bis zu vermehrten Knochenbrüchen führen kann. Lesen Sie hierzu mehr im Kapitel »Übungen für stabile Knochen« (Seite 98).

Wahrnehmung von Gelenkbeschwerden

Aber wie ist denn jetzt eigentlich ein Gelenk aufgebaut, was kann sich potenziell negativ verändern und vor allem welche Strukturen können Schmerz auslösen? Auf der Suche nach einem Schmerzauslöser hat man sich in der Medizin lange auf Veränderungen des Gelenkknorpels konzentriert. So ist das zu einfache Bild der »Abnutzung« bzw. des »Verschleißes« entstanden, der für Arthrose verantwortlich sein soll. Aber was hat es genau mit diesem Knorpel auf sich und wo ist er eigentlich im Gelenk zu finden?

Viele Bestandteile unseres Körpers sind nicht besonders stark durchblutet, sondern benötigen im Wechsel Druck und Zug, um ernährt zu werden, so auch der Knorpel. Dieser ist als Gleitschicht zwischen zwei knöchernen Gelenkpartnern zu finden. Knorpel und knöcherne Strukturen reiben allerdings nicht bei jeder Bewegung einfach aufeinander, sondern dazwischen findet sich die Synovialflüssigkeit. Diese ist gemeinhin bekannt als »Gelenkschmiere« und wird vermehrt gebildet bei: natürlich, Bewegung! Durch regelmäßiges, angepasstes Training regen Sie also das Gelenk zur Bildung von Synovialflüssigkeit an und durch den Wechsel von Druck und Zug verbessern Sie die Ernährung der Knorpelzellen.

Die Knorpelzellen sind ein lebendiger Bestandteil unseres Körpers und können auf-, ab- und umgebaut werden. Dies passiert auch ständig, allerdings ein wenig langsamer als in manch anderen Körperbereichen. Mit Bewegung wird dies gefördert. Angepasste Druck- und

Beispielhaft der Aufbau eines Kniegelenk, links: Schnittbild von der Seite, rechts: Detail-Abbildung des Gelenkknorpels

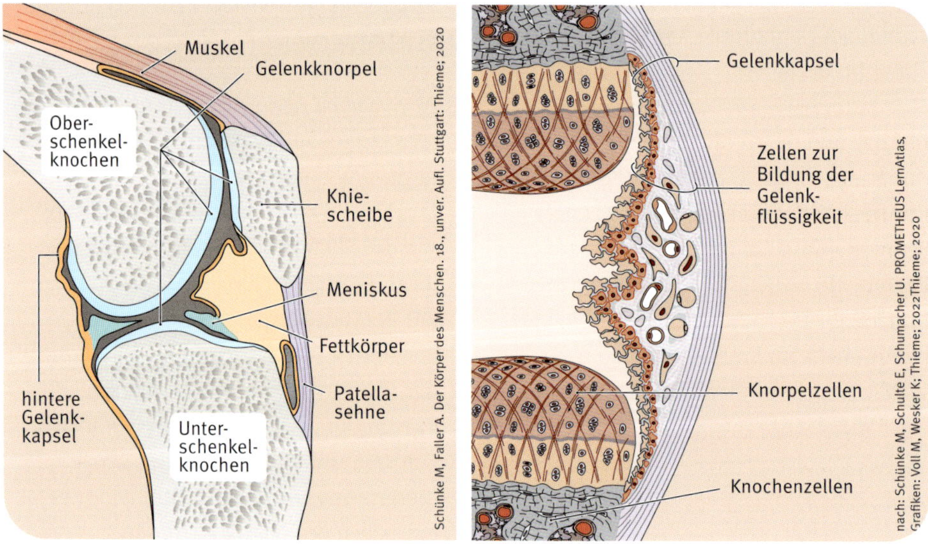

Zug-Belastung auf den Knorpel dient nicht nur seiner Regeneration, sondern kann ihn sogar stärker machen.

Betrachtet man dieses komplexe biologische System des Knochens oder Knorpels nur von außen, beispielsweise auf einer einzelnen Röntgenaufnahme oder auch wenn das Gelenk in einer Operation direkt betrachtet werden kann, bekommt man immer nur eine Momentaufnahme. Man kann dabei nicht erkennen, wie es sich (auch positiv) verändert oder ob der sichtbare Schaden etwas mit Beschwerden zu tun hat.

»Übeltäter« Knorpel?

Gelenkknorpel ist normalerweise nicht nur nicht durchblutet, sondern auch nicht mit Nerven versorgt. Dies bedeutet, dass Knorpel an sich keine direkte Ursache für Schmerzen ist. Das umliegende Gewebe, wie der unter dem Knorpel liegende Knochen, die Gelenkkapsel und umliegende Muskeln reagieren allerdings auf ungünstige Stoffwechselprozesse (Entzündungsvorgänge) im Gelenk. Darum sind Gelenke, die von Arthrose betroffen sind, auch nicht immer schmerzhaft, sondern oft nur, wenn eine Entzündung stattfindet.

Das negative Bild der Degeneration bzw. Abnutzung entstand unter anderem aus der Vorstellung heraus, dass der menschliche Körper ähnlich wie eine konstruierte Maschine (z. B. ein Auto) funktioniert. Um Beschwerden zu verstehen, wurde in der Medizin der Vergangenheit oft versucht, eine »Norm« zu finden und gefundene Abweichungen davon wurden – mangels besseren Verständnisses zu der entsprechenden Zeit – zu einem krankhaften Zustand, einer Pathologie, erklärt. Durch neue Verfahren wie Röntgen- oder MRT-Aufnahmen kann man noch leichter in den Körper hineinschauen. Dies ermöglicht wiederum, noch mehr Abweichungen von der »Norm« zu finden.

In der heutigen Zeit muss vieles in der Medizin immer schneller gehen. Gerade dann ist ein zu großer Fokus auf solche technischen Hilfsmittel nicht immer von Vorteil. Denn nicht jede erkennbare Abweichung auf diesen Bildern hat auch einen Krankheitswert. Leider kann es passieren, dass die zu genaue Beschreibung solcher Aufnahmen bei Betroffenen negative strukturelle Vorstellungen sogar noch verstärkt.

Bessere bildgebende Verfahren führen aber nicht immer zu einer besseren Behandlung. So ist bei der Arthrose viel wichtiger zu ermitteln, welche Beschwerden Sie persönlich empfinden und wie diese Sie in Ihrem Alltag genau einschränken. Anschließend sollte, ausgerichtet an den persönlichen Zielen, eine Therapie mit Ihnen zusammen geplant werden.

Manche einfachen, mechanischen Erklärungsmodelle in der orthopädischen (muskuloskelettalen) Medizin können spätestens seit dem Vergleich von bestimmten tatsächlichen Gelenksoperationen mit Scheinoperationen (Placebo-Operationen) nicht mehr aufrechterhalten werden. So wurde beispielsweise bei Knie-Osteoarthritis gezeigt, dass eine vorgespielte Operation, mit Hautschnitt und lokaler Betäubung, aber ohne Eingriff ins Gelenk, ähnliche Schmerzreduktion bewirkt wie eine Gelenkspülung und Knorpelglättung[1]. Das Skalpell ist also mitnichten immer die Lösung für Gelenkbeschwerden!

Es gibt nicht die eine Ursache

Es ist menschlich, nach einer einzelnen, einfachen Ursache für Beschwerden zu suchen. Gerade in einer von Industrie geprägten Welt neigen wir oft zu einer sehr mechanischen Sicht. Bei biologischen Systemen wie dem menschlichen Körper sollte dies aber vermieden werden. Der große Unterschied zu einer Maschine – welche aus der Fabrik kommt – ist, dass wir einen tollen, komplexen biologischen Organismus besitzen, welcher sich selbst heilen kann und der nicht nach einer einfachen Betriebsanleitung funktioniert.

Wartet man zu lange, ohne wirklich etwas zu unternehmen, kann es natürlich auch für das beste biologische System irgendwann einen Punkt geben, an dem es überfordert ist. Dies ist meist allerdings nicht durch zu viel, sondern sogar teilweise durch zu wenig oder zu einseitige Belastung zu erklären. Unser Körper braucht Unterstützung bei der Selbsthilfe.

Die Beschreibungen in diesem Buch sind an vielen Stellen natürlich sehr vereinfacht. Dies soll aber helfen, den eigenen Fokus und damit die Wahrnehmung der Gelenkbeschwerden zu verbessern. Forschung, insbesondere im medizinischen Bereich, ist ein sehr komplexes Thema und erfordert teilweise jahrelanges Studium, um auch nur ansatzweise einen Teilbereich zu begreifen. Um auch ohne ein solches Studium den eigenen Körper besser zu verstehen, müssen manchmal Sachverhalte sehr simpel dargestellt werden. Sich mit zu einfachen Erklärungen und scheinbar schnellen Lösungen zufrieden zu geben, ist allerdings selten eine gute Strategie.

Ebenso ist es ganz normal, Wissen zu hinterfragen und die eigene Sichtweise neuen Erkenntnissen anzupassen. Dies als Behandelnde oder Behandelnder vor Patientinnen und Patienten oder der Öffentlichkeit auszusprechen, ist keine Schwäche, sondern zeugt von Mut und Sorgfaltspflicht, in Gedanken an das alte Sprichwort: »Der Kluge äußert sich mit Vorsicht, nicht mit Bestimmtheit, über das kommende Wetter«.

Bevor Sie eine Entscheidung für eine bestimmte Therapie treffen, ist es wichtig und richtig, sich auf das Gespräch mit der behandelnden Fachkraft vorzubereiten. Im Exkurs »Das Therapiegespräch« (Seite 50) finden Sie wichtige Fragen, welche Ihnen bei Ihrer Entscheidung helfen sollen.

Fakten zu Gelenkknorpel

Gelenkknorpel ...

- besteht aus verschiedenen Zellen und Bereichen (Zonen),
- unterliegt ständigem Auf-/Ab- und Umbau,
- braucht zur Gesunderhaltung einen Wechsel von Be- und Entlastung,
- ist meist nicht der Verursacher von Schmerzen, diese werden meist vom umliegenden Gewebe verursacht.

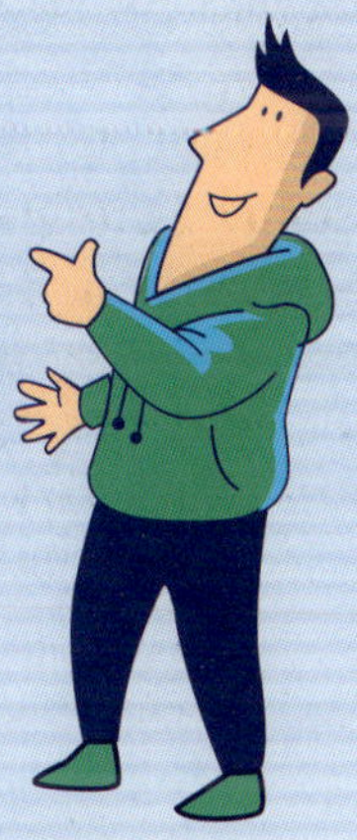

Wenn's in den Gelenken zwickt – was tun?

Nun haben Sie einiges über die Wahrnehmung von Beschwerden an den Gelenken erfahren. Wie Sie aktiv Ihren Schmerz angehen und reduzieren können, erfahren Sie auf den nachfolgenden Seiten.

Wie bei den meisten Beschwerden am Bewegungsapparat ist bei Gelenkschmerzen gezielte Bewegung die Therapie der Wahl. Nur bei akuten entzündlichen Vorgängen (arthritischer Schub) kann Schonung eine kurzfristige Linderung bringen. Eine zu lange Einschränkung der körperlichen Aktivität führt eher zur Verringerung der Knochendichte und Verschlechterung des Knorpels, und natürlich lässt auch die Muskelkraft nach.

Jede Form von moderater körperlicher Aktivität ist empfehlenswert. Sportliche Betätigung sorgt sogar erwiesenermaßen für Schmerzlinderung. Das liegt unter anderem daran, dass Ihr Körper als Reaktion auf Bewegung verstärkt schmerzlindernde Stoffe ausschüttet. Sie haben richtig gehört: Oft braucht es überhaupt keine Mittel von außen, denn Sie haben bereits eine eigene eingebaute »Apotheke« in Ihrem Körper. Durch ein besseres Verständnis, was Ihr Schmerz bedeutet, und durch einen positiven Umgang damit können Sie diese körpereigenen Substanzen vermehrt aktivieren. Menschen, die regelmäßig Sport treiben, haben erwiesenermaßen eine höhere Schmerztoleranz. Durch regelmäßiges, abwechslungsreiches Training bekommen Sie ein besseres Körpergefühl und können leichter erkennen, ob ein Schmerzsignal wirklich ein Warnsignal ist.

Wenn Sie neue Übungen durchführen oder die Schwierigkeit steigern, kann es zu Muskelkater kommen. Dieser kommt oft erst ein bis zwei Tage nach der Belastung und entsteht aufgrund eines Prozesses ähnlich einer leichten Entzündung im Bereich des trainierten Muskels. Der Begriff »Muskelkater« kann aber leicht in die Irre führen: Es wird beim Training natürlich nie nur die Muskulatur trainiert. Normalerweise befindet sich in der Nähe auch ein Gelenk, welches bewegt und damit auch beübt wird. So können Sie den Kater auch im Gelenk spüren und trotzdem muss es kein Warnsignal sein, sondern einfach eine Reaktion auf Training, die schnell wieder vergeht.

Entzündungen sind, wie auch Schmerz, oft sehr negativ behaftet. Aber nur mit Entzündung gibt es Heilung und im Falle des Muskelkaters sogar eine positive Anpassung Ihres Körpers.

Training trotz der Diagnose Arthrose?!

Ungünstig bei Gelenkbeschwerden sind im Prinzip nur zwei Vorgehensweisen: die körperliche Aktivität überhaupt nicht

Alltag = Training

Versuchen Sie, Motivation zu Bewegung in sich zu wecken, und gestalten Sie Ihren persönlichen Alltag anspruchsvoller. Sie können im Lauf des Tages ganz einfach »nebenher« üben:

- keine Sitzerhöhungen auf der Toilette
- nicht mit Unterstützung der Hände aufstehen
- kein zu hohes Bett oder gar eine Matratze auf dem Boden
- immer Treppen statt Aufzug/Rolltreppe nehmen
- Auto absichtlich weiter weg vom Zielort parken
- beim Hinsetzen auf die Couch gleich 5-10-mal wieder aufstehen

anpassen (also nichts unternehmen und auf Besserung hoffen) und ungewohnte Spitzenbelastungen. Mit Letzterem sind neue oder sehr anstrengende Sportarten, vor allem mit schnellen Bewegungen, gemeint.

Bei Gelenkschmerz, der für Sie noch recht neu ist und bei bestimmten Bewegungen auftritt, sollten Sie nicht über den Schmerz hinwegtrainieren. Gehen Sie beim Training an Ihre persönliche Grenze, aber bereiten Sie sich keine heftigen Schmerzen. Vermeiden müssen Sie nichts, aber hören Sie auf Ihren Körper.

Besonders zu Anfang sollten Sie Bewegungsarten wählen, die Ihnen leichtfallen und an denen Sie Spaß haben. Viele Menschen mit Gelenkproblemen berichten, dass ihnen beispielsweise Schwimmen sehr guttut. Durch den Auftrieb im Wasser fallen die Bewegungen leichter als an Land und so gehen vielleicht Übungen, die sonst nicht mehr möglich sind.

Geduld und Durchhaltevermögen

Es ist wichtig, systematisch vorzugehen und einen Trainingsplan ganz genau einzuhalten. So sollten Sie es auch mit Treppensteigen, Spazierengehen und ähnlichen Alltagstätigkeiten halten. Hierfür sollten Sie sich einen kompetenten Partner zur Hilfe nehmen. Ein erfahrener Physiotherapeut oder Personal Trainer kann mit Ihnen zusammen einen Trainingsplan erstellen.

Den Alltag zum Training machen

Bereits in unseren Büchern »Der kleine Rücken-Coach« und der »Der kleine Coach bei Schwindel und Gleichgewichtsstörungen« haben wir die Steigerung der Belastbarkeit im Alltag mit dem Ansatz der »gestuften Aktivität« (»Graded Activity«) beschrieben. Dieser Ansatz kann bei vielen Beschwerden genutzt werden. Im Besonderen hilft diese Methode, wenn Sie aktuell bestimmte Alltagstätigkeiten nicht mehr wie früher ausführen können.

Dieses systematische Vorgehen macht gerade bei Arthrose einen großen Unterschied. Ansonsten kann es leicht passieren, dass Sie sich unter- oder überfordern. Wenn Sie aber erst Ihr persönliches Maximum messen und dann kontinuierlich steigernd bis an dieses herantrainieren, werden Sie bald über sich hinauswachsen.

Trainingsprinzipien

Reihenfolge	Anleitung	Beispiele
1	Suchen Sie sich eine Aktivität, bei der Sie sich schwerer tun als zuvor.	• Treppen steigen • spazieren gehen
2	Machen Sie einen kleinen Test für einen Ausgangswert (testen Sie Ihr aktuelles Maximum).	• Wie viele Treppenstufen schaffen Sie ohne Pause? • Wie viele Meter/Minuten können Sie am Stück gehen ohne Pause?
3	Setzen Sie sich ein realistisches Ziel.	• 60 Treppenstufen ohne Pause • 30 Minuten spazieren gehen
4	Trainieren Sie die Tätigkeit und notieren Sie die Ergebnisse schriftlich.	• Täglich so viele Stufen, wie Sie schaffen. • 3 × die Woche mindestens 10 Minuten Gehen, jede Woche 5 Minuten mehr.

Mit diesen Grundprinzipien schaffen Sie es:

- langsam steigern
- regelmäßig steigern
- alltagsnahe Ziele setzen
- nicht mit anderen vergleichen
- dranbleiben (nicht aufgeben)

Trainingstagebuch

Wenn Sie Millimeterpapier (Kästchen eines Notizblocks) nutzen, können Sie vertikal (y-Achse) das Ziel (z. B. Zielzeit, Treppenstufen) und horizontal (x-Achse) die Tage eintragen. So ist es möglich, eine Verlaufslinie zu zeichnen. Es ist normal, dass diese nicht immer gerade nach oben geht, manchmal wird sie auch nach unten (weniger Minuten am Stück) wandern.

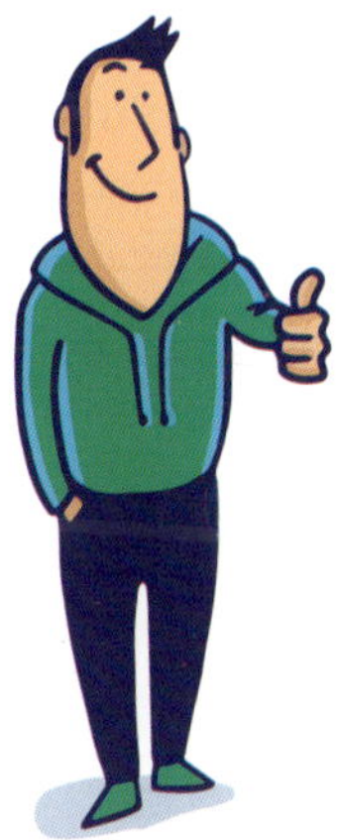

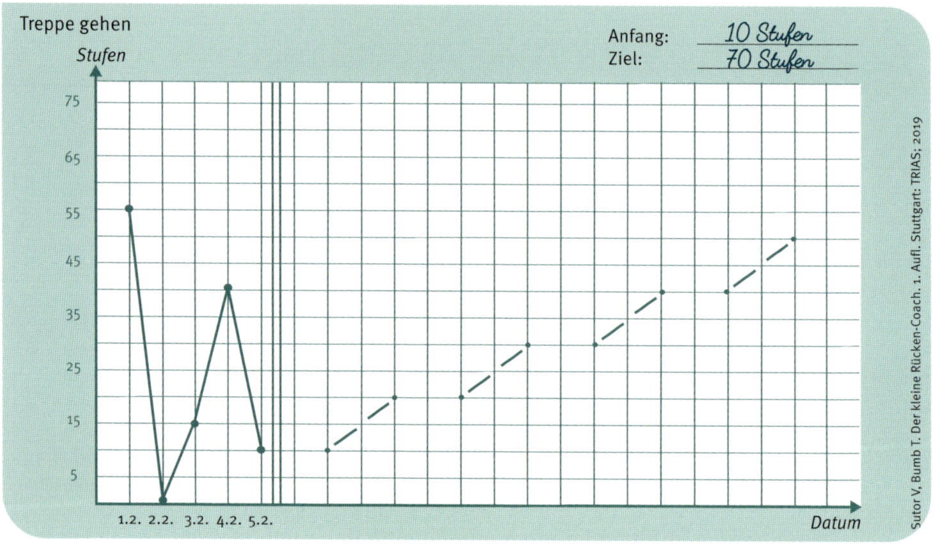

So könnten Sie das Trainingstagebuch führen: Zuerst Ihr persönliches Maximum herausfinden, mehrere Tage trainieren und dann stufenweise steigern.

Das ist nicht schlimm, sofern Sie regelmäßig weitermachen.

Notieren Sie, wie viele Treppenstufen Sie maximal schaffen, notieren Sie dann bei jedem Training die Anzahl in der Tabelle. Anschließend stufenweise steigern.

Gestufte Übungen

Suchen Sie Ihre innere Motivation und helfen Sie sich mit realistisch gesetzten und ansprechenden Zielen. Für die Übungen können Sie sich ebenfalls an den zuvor genannten Prinzipien orientieren. Führen Sie ein persönliches Trainingstagebuch und notieren Sie Ihre Ausgangssituation und die Fortschritte. Das hilft Ihnen dranzubleiben!

Es ist nie zu spät

Sie mögen vielleicht denken, dass es in Ihrem Alter zu spät sein könnte, noch körperliche Verbesserungen zu erzielen. Glücklicherweise gibt es mittlerweile in fast jedem beliebigen Fitnessstudio eine ältere Person, die Sie vom Gegenteil überzeugen könnte.

Speziell bei Beschwerden am Bewegungsapparat gibt es im Prinzip keine Altersgrenze für Verbesserungen. Dies zeigen auch immer neue Altersrekorde bei Sportveranstaltungen. So laufen beispielsweise bei großen Marathonläufen regelmäßig über 80-jährige Teilnehmende mit. 2021 war in Berlin der älteste Teilnehmer stolze 88 Jahre alt.

Solche Höchstleistungen müssen Sie natürlich nicht vollbringen, aber vielleicht schaffen Sie es demnächst wieder, Ihre Lieblingsstrecke zu Fuß in deutlich kürzerer Zeit zurückzulegen.

Tipp

Üben Sie nicht zu lange am Stück oder zu intensiv, die Regelmäßigkeit macht es aus! Helfen kann Ihnen das Fitness-Tagebuch am Ende dieses Buches (S. 120). Tragen Sie dort ganz einfach Ihren Übungsfortschritt ein.

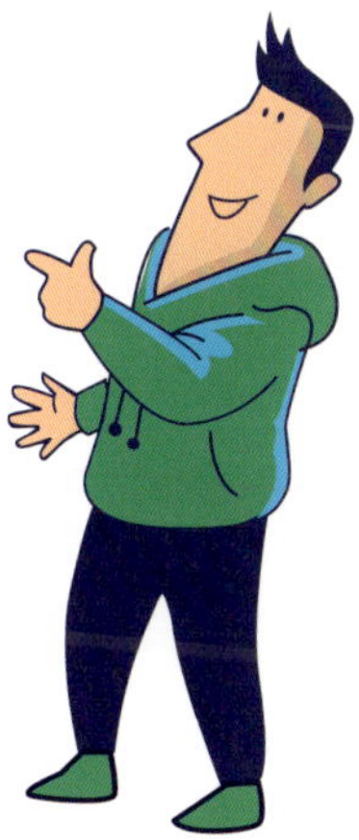

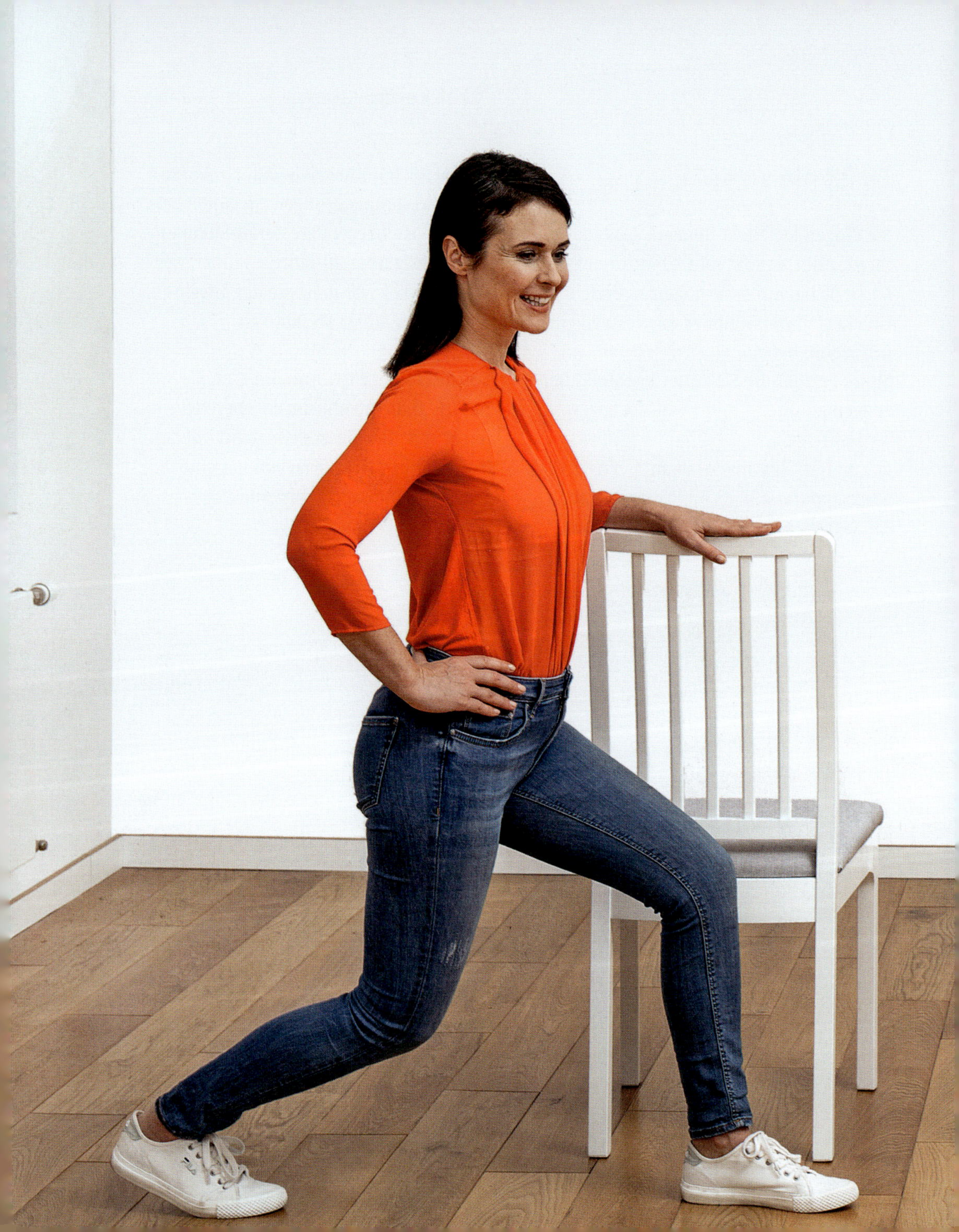

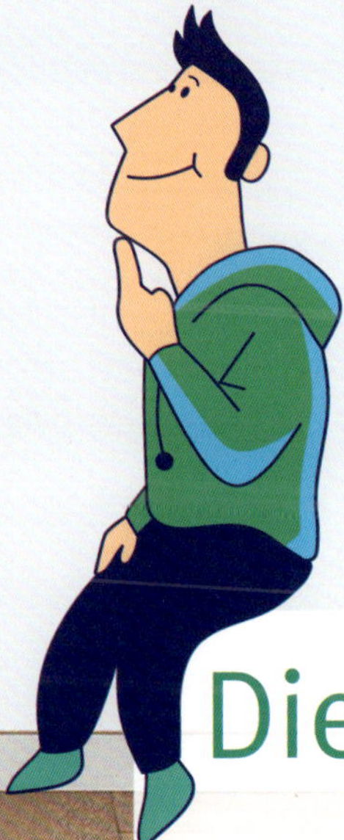

Die Übungsprogramme

Noch ein paar kleine Hinweise, ein kurzer Check, wie fit Sie sind, und schon geht es los mit Ihrem persönlichen Programm gegen Gelenkbeschwerden.

Kraft-Check

Jetzt erfahren Sie, wie fit Ihre Muskulatur wirklich ist und welche Übungen für Sie am besten sind. Machen Sie den Test und lernen Sie Ihren Körper kennen.

Vorbereitung

Eine grobe Vorstellung von ihrer körperlichen Fitness haben die meisten Menschen. Wenn Sie es genau wissen möchten, machen Sie diesen kleinen Test. Anschließend können Sie mit dem Ampelsystem ganz schnell die Übungen finden, die zu Ihnen passen.

Die Testbewegungen bzw. -übungen machen Sie jeweils 30 Sekunden am Stück. Sie zählen bei jedem Test die Anzahl der Wiederholungen, die Sie in 30 Sekunden schaffen. Dazu benötigen Sie eine Stoppuhr oder einen Timer (z. B. Smartphone). Schreiben Sie die geschafften Wiederholungen gleich hier in die Tabelle und rechnen Sie danach Ihre Punkte aus. Machen Sie am besten jeden Test dreimal hintereinander (mit kurzer Pause) und nehmen Sie den besten Wert für die Auswertung.

Testdurchführung (nach OARSI)

Test	Datum	Chair-rise-Test	Treppen-Gehtest	Becken-heben
1. Test				
2. Test				

Chair-rise-Test 1

Vorbereitung: Schnappen Sie sich einen normal hohen Stuhl (ca. 45 cm) und stellen

Sie den Timer auf 30 Sekunden. Setzen Sie sich aufrecht auf den Stuhl, ohne sich anzulehnen. Benutzen Sie nicht die Hände zum Aufstehen (wenn irgend möglich), sondern verschränken Sie die Arme vor dem Körper.

Ausführung: Stehen Sie gerade auf und setzen Sie sich anschließend wieder komplett hin. Wiederholen Sie Aufstehen und Hinsetzen, so schnell Sie können, so lange, bis 30 Sekunden vergangen sind.

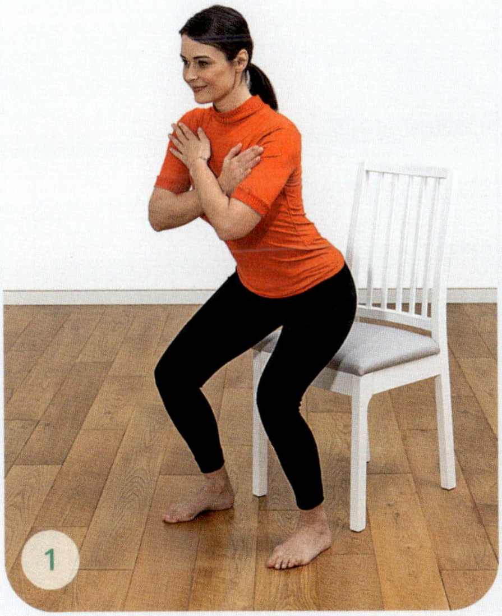

Zählen Sie am besten laut mit und notieren Sie direkt die maximale Anzahl.

Treppen-Gehtest 2

Vorbereitung: Suchen Sie sich eine Treppe mit durchschnittlich hohen Stufen (ca. 18 cm) und nehmen Sie den Timer für die 30 Sekunden mit. Für den Test benötigen Sie nur die erste Stufe der Treppe.

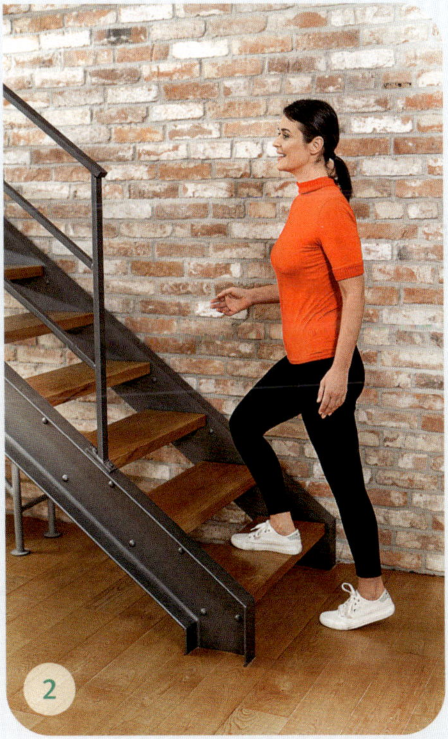

Ausführung: Steigen Sie die erste Stufe mit beiden Füßen hoch und anschließend wieder herunter. Nehmen Sie immer das Bein zuerst, für welches Sie sich spontan zum Hochsteigen entschieden haben. Zählen Sie immer, wenn Sie mit beiden Füßen komplett auf der Treppenstufe stehen. Zählen Sie am besten laut mit und notieren Sie direkt die maximale Anzahl.

Beckenheben (Bridging/Brücke) 3

Vorbereitung: Legen Sie sich auf den Rücken auf eine Matte oder einen Teppich. Die Arme liegen neben dem Körper auf dem Boden. Die Beine sind angewinkelt und die Füße aufgestellt.

Ausführung: Drücken Sie, so oft Sie es innerhalb von 30 Sekunden können, das Gesäß bzw. das Becken maximal nach oben und legen Sie es wieder ab. Zählen Sie die Wiederholungen.

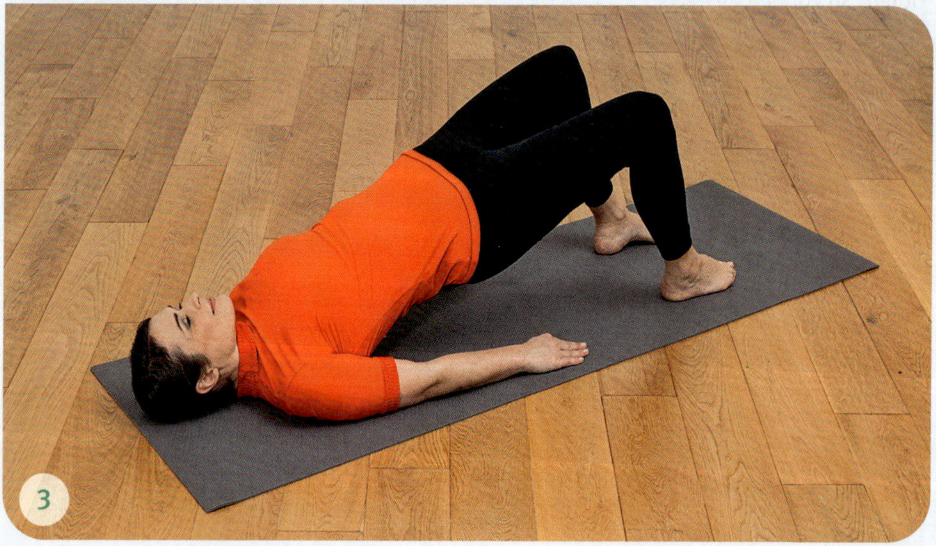

3

Auswertung – Das Ampelsystem

Übung	1 Punkt	2 Punkte	3 Punkte	Ergebnis
Chair-rise-Test	≥12 Wiederholungen	≥14 Wiederholungen	≥18 Wiederholungen	
Treppen-Gehtest	≥7 Wiederholungen	≥10 Wiederholungen	≥13 Wiederholungen	
Beckenheben	≥15 Wiederholungen	≥20 Wiederholungen	≥25 Wiederholungen	
			Summe	

Einsteiger	Fortgeschrittene	Experten
🟢 0–4 Punkte	🟡 5–8 Punkte	🔴 9 Punkte

Wenn Sie regelmäßig trainieren, ist es sinnvoll, den Test alle 4 Wochen zu wiederholen. So können Sie sich neu einstufen. Wenn Sie an mindestens 2–3 Tagen in der Woche trainieren, werden Sie sich schnell verbessern und immer anspruchsvollere Übungen auswählen können. Für ein effektives Training sollten Sie feste Wochentage einplanen und diese feste Trainingszeit in Ihrem Kalender reservieren.

Die Übungsprogramme

Die Übungen bauen aufeinander auf und werden mit jedem Kapitel anspruchsvoller. Das Ergebnis Ihres Fitnesstests zeigt Ihnen, mit welchem Übungsprogramm Sie starten können (grün, gelb oder rot).

Haben Sie akut Gelenkbeschwerden in den Hüften oder Knien? Dann sind jeweils die ersten drei Übungen aus den Hauptprogrammen (Einsteiger, Fortgeschrittene, Experten) genau richtig für Sie. Wer bereits einen künstlichen Gelenkersatz hat und hierfür gezielt etwas tun möchte, ist beim Exkurs »Fit mit Gelenkersatz« (Seite 76) an der richtigen Stelle. An Nordic-Walking-Fans haben wir auch gedacht und ein paar Übungen für draußen mit den Stöcken eingebaut (»Fit beim Walking«, Seite 96). Im Kapitel »Lifehacks« (Seite 109) gibt es noch einige Trainingsflows und Übungen mit Alltagsgegenständen.

Übungsprogramm Einsteiger

Falls Sie im Alltag eher die Rolltreppe oder den Lift nehmen oder einfach nur klein starten möchten, geht's hier weiter.

Klasse! Jetzt haben Sie schon viel über Ihren eigenen Körper gelernt und wie er bestimmte Signale wahrnimmt, und Sie haben Ihr Fitnesslevel bestimmt. Es kommen noch ein paar allgemeine Hinweise zum Training an sich und dann kann es losgehen.

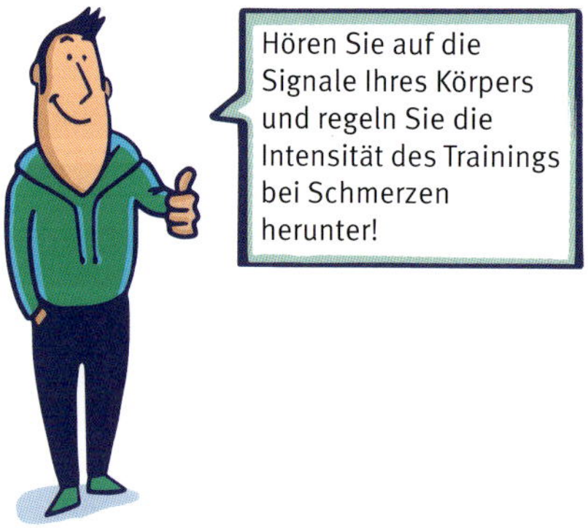
Hören Sie auf die Signale Ihres Körpers und regeln Sie die Intensität des Trainings bei Schmerzen herunter!

Wie stark spüre ich mein Gelenk heute?

Manchmal kann es sein, dass Sie Ihre Gelenke besonders stark spüren. Benutzen Sie zur Einordnung von Schmerzen eine Skala von 0 bis 10: 0 hieße, Sie spüren überhaupt keine Schmerzen, und 10 ist so schlimm, wie Sie es sich nur vorstellen

0–2	3–5	6–10
Vollgas mit Training	Einfachere Übungen und langsame Ausführung	Erstmal das Anti-Schmerz-Programm

können. Wenn Ihre Schmerzen bei mehr als 5 liegen, machen Sie vorläufig die ersten drei Übungen aus den Übungsprogrammen, das Anti-Schmerz-Programm[2].

Wie trainieren?

Damit Ihr Körper auch Lust hat, etwas zu verändern, ist es wichtig, regelmäßig Reize zu setzen. Für den Einstieg empfehlen wir, an mindestens zwei festen Tagen pro Woche ca. 10–15 Minuten für Ihr persönliches Wohlbefinden zu reservieren.

Bei jeder Kräftigungsübung finden Sie unter »Häufigkeit« die vorgeschlagene Anzahl der Wiederholungen, das heißt, wie oft Sie die Bewegung in einem »Rutsch« hintereinander ausführen sollten. Anschließend machen Sie 30–60 Sekunden Pause, dann geht es wieder los. Eine solche Einheit von Wiederholungen nennt man Übungs- oder Trainingssatz. Die Anzahl der Sätze ist ebenfalls angegeben, z. B. »3 × 15 Wiederholungen«.

Am Ende des Buches finden Sie ein Trainingstagebuch für jede Übung. Das bietet die Möglichkeit, direkt einzutragen, wann Sie das letzte Mal Wiederholungen gesteigert haben. Wenn Sie 2–3-mal pro Woche trainieren, sollten Sie sich jede Woche um ein paar Wiederholungen verbessern können.

Ab einem gewissen Punkt wird es Ihnen immer schwerer fallen, die Wiederholungen zu schaffen, und es kann auch Muskelkater geben. Manchmal tritt dieser erst nach 1–2 Tagen auf und bedeutet, dass Sie sich gut angestrengt haben.

Vorbereitung

Für ein ganzheitliches Training ist es gut, Geist und Körper kurz darauf einzustimmen und den Organismus aufzuwärmen. Stellen Sie sich flotte Musik an und laufen Sie ein wenig durch die Wohnung. Trinken Sie vor und nach dem Üben einen Schluck Wasser. Legen Sie für Übungen auf dem Boden eine Gymnastikmatte bereit und ziehen Sie sich bequeme Kleidung über. Atmen Sie zwei-, dreimal tief durch und los geht's!

Rumpfstabilisation 1 – Bauchspannung

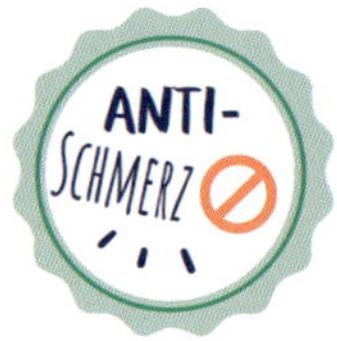

» Aktivieren Sie mit diesem einfachen Einstieg die Körpermitte, oft auch Core genannt.

Darum geht es: Für eine gute Kraftübertragung von den Beinen zum Rumpf und umgekehrt braucht es eine stabile Mitte. Üben Sie, die tiefe Bauchmuskulatur zu aktivieren und das Becken stabil zu halten.

Hinweis: Dieser Bewegungsablauf braucht ein wenig Übung und viel Konzentration. Es sollte nicht zu viel Spannung erzeugt werden, es wird nur die oberflächliche Muskulatur angespannt.

Ausgangsposition: Legen Sie sich bequem auf eine dünne Matte oder einen Teppich. Die Knie sind angewinkelt und die Füße aufgestellt. Die Hände liegen rechts und links auf den Beckenknochen und dem Bauch, auf Höhe des Bauchnabels. ❶

Ausführung:

- Ziehen Sie leicht den Bauchnabel zum Boden. Bewegen Sie dabei den Bauch leicht nach unten, weg von Ihren Fingern.
- Halten Sie diese Spannung, aber atmen Sie gleichmäßig weiter.
- Bewegen Sie sehr langsam ein Knie nach außen, ohne das Becken unter den Händen zu bewegen. Die Füße bleiben am Boden. ❷
- Sobald die Bewegung an den Händen ankommt, stoppen Sie und bewegen das Knie zurück.

Dauer/Häufigkeit: Jede Seite 10-mal.

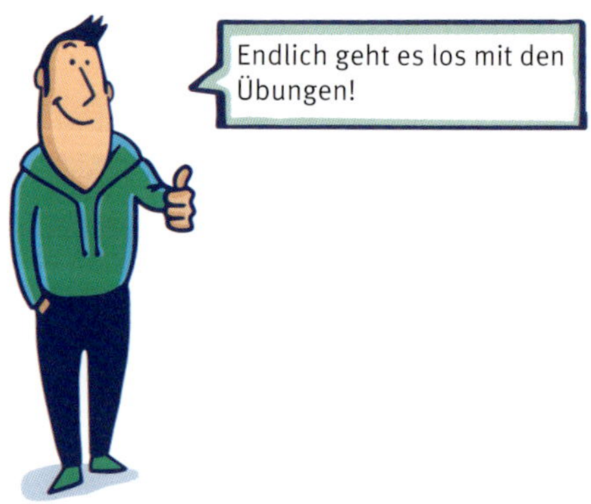

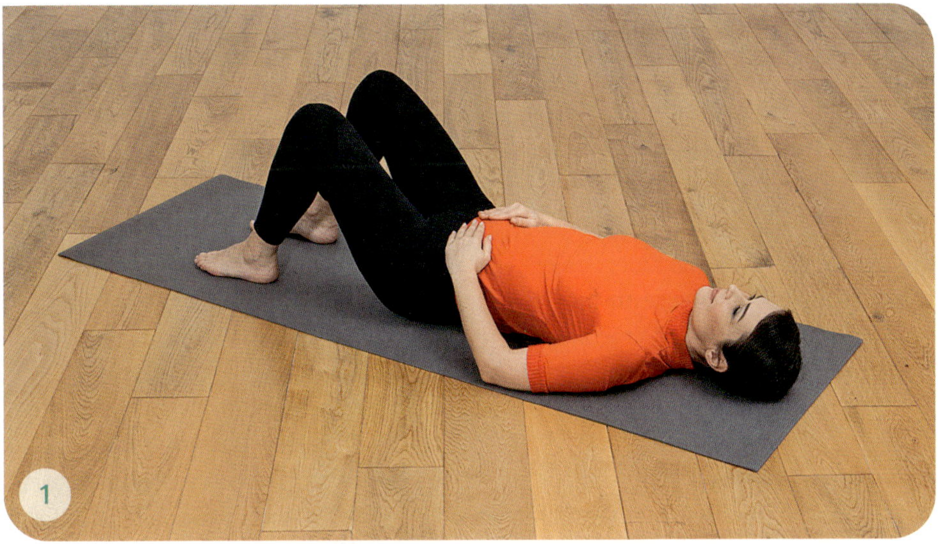
1

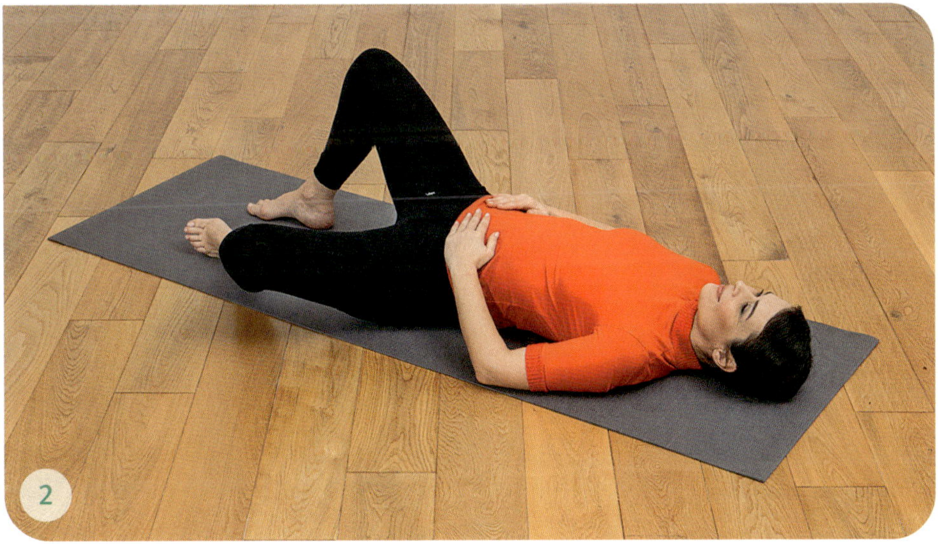
2

Beckenheben 1

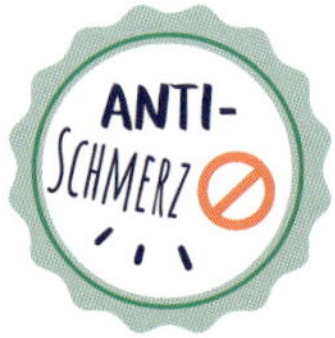

» Der Klassiker für den unteren Rücken, die Hüft- und Kniegelenke. Diese Übung ist sehr alltagsnah und wichtig für Kraft, aber auch die Beweglichkeit der Hüftgelenke.

Darum geht es: Hüft- und Kniegelenke werden bei dieser Übung gestreckt. Dabei wird die Gesäßmuskulatur angespannt. Dies ist wichtig, um das Becken und den unteren Rücken zu stabilisieren.

Hinweis: Wenn Sie nicht sehr weit hochkommen, haben Sie entweder wenig Kraft oder die Gelenke sind schon ein wenig eingeschränkt. Bleiben Sie fleißig dran, mit der Übung wird es besser!

Ausgangsposition: Sie beginnen in Rückenlage, die Arme liegen locker neben dem Körper. Die Knie sind angewinkelt und die Füße aufgestellt. ❶

Ausführung:

- Heben und senken Sie nun Ihr Becken langsam und gleichmäßig.
- Das Becken geht dabei so weit nach oben zur Decke, wie Sie können, ohne den Rücken zu überstrecken. ❷

Dauer/Häufigkeit: 3-mal 15 Wiederholungen mit 30 Sekunden Pause.

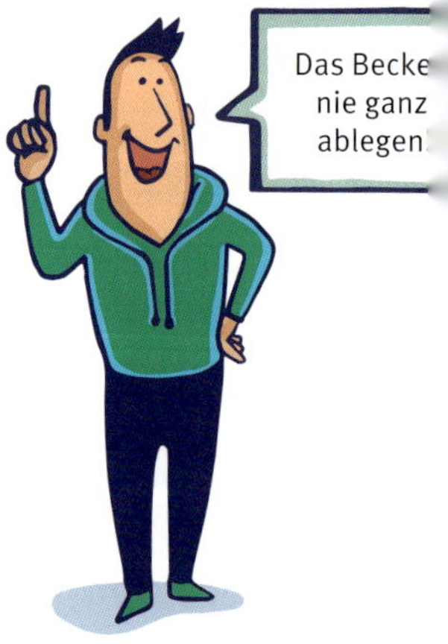

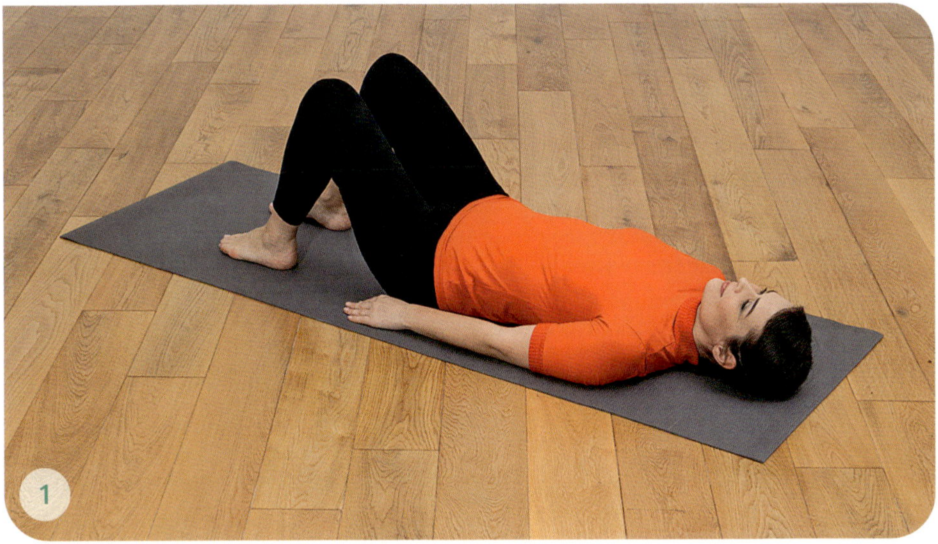
1

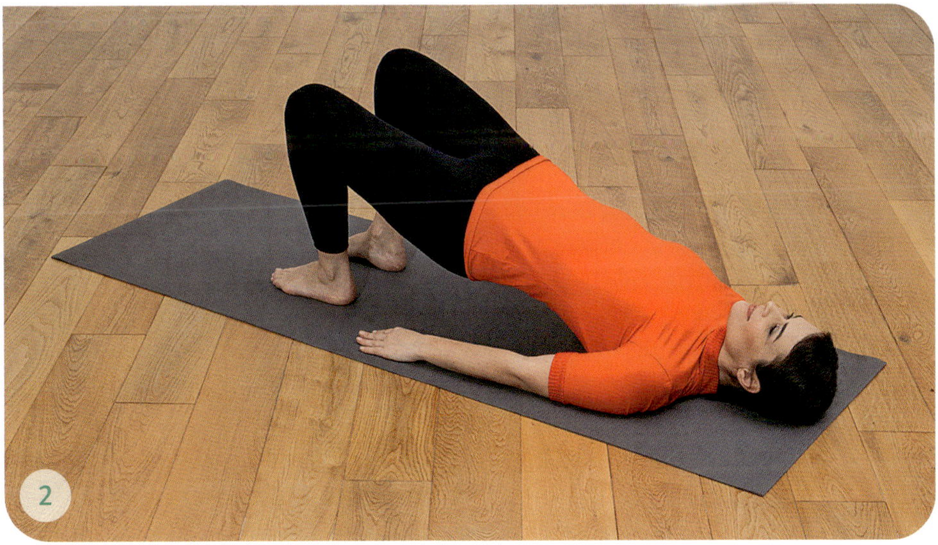
2

Muschel 1

ANTI-SCHMERZ

» Wie eine Muschel ihre Schale öffnet, wird hier das Hüftgelenk geöffnet und so der Gelenkwinkel vergrößert. Diese Übung verbessert die Stabilität in Hüfte und Knien.

Darum geht es: Die tiefe Gesäßmuskulatur besteht aus zwei übereinanderliegenden Muskeln. Diese liegen unter dem oberflächlichen großen Po-Muskel und stabilisieren das Standbein und unser Becken. Sie sind sehr wichtig und bei vielen Menschen zu schwach.

Hinweis: Die tiefe Gesäßmuskulatur ist oft am Beckenrand druckempfindlich und kann Schmerzen auslösen. Im Alltag haben diese Muskeln viel zu tun, sind aber meist nicht trainiert und darum oft überfordert.

Ausgangsposition: Sie liegen auf der Seite, der Kopf ruht auf dem unteren Arm oder auf einem Kissen. Die Knie liegen aufeinander, sind um 90° gebeugt und ein wenig nach vorne gezogen. Die Füße ruhen aufeinander.

Die obere Hand greift das Becken und darf sich bei der Übung nicht bewegen. ❶

Ausführung:

- Bewegen Sie langsam das obere Knie zur Decke und wieder zum unteren Knie.
- Der obere Fuß bleibt auf dem unteren liegen. Klappen Sie Ihre Hüfte auf wie eine Muschel ihre obere Hälfte. ❷
- Die obere Hand und das Becken bewegen sich nicht nach hinten mit.

Dauer/Häufigkeit: Jede Seite 4-mal 10–12 Wiederholungen.

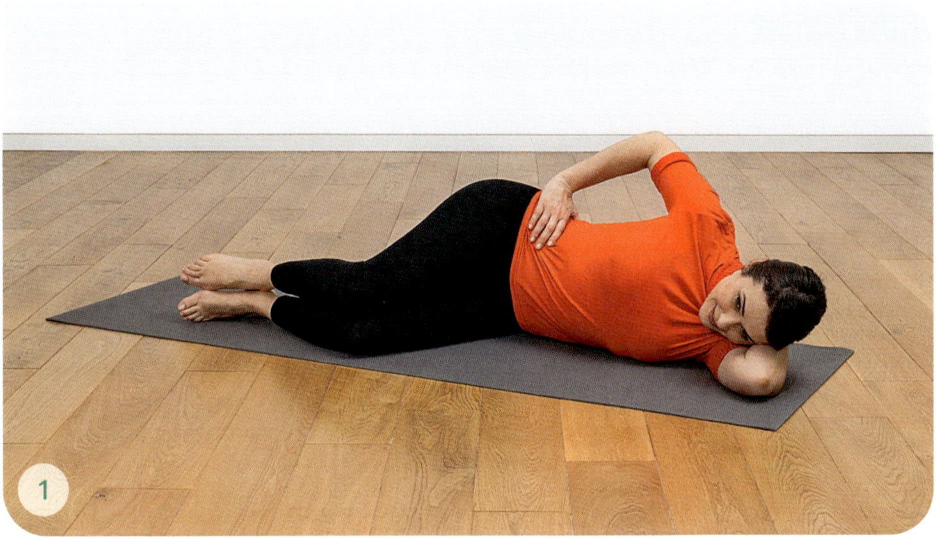

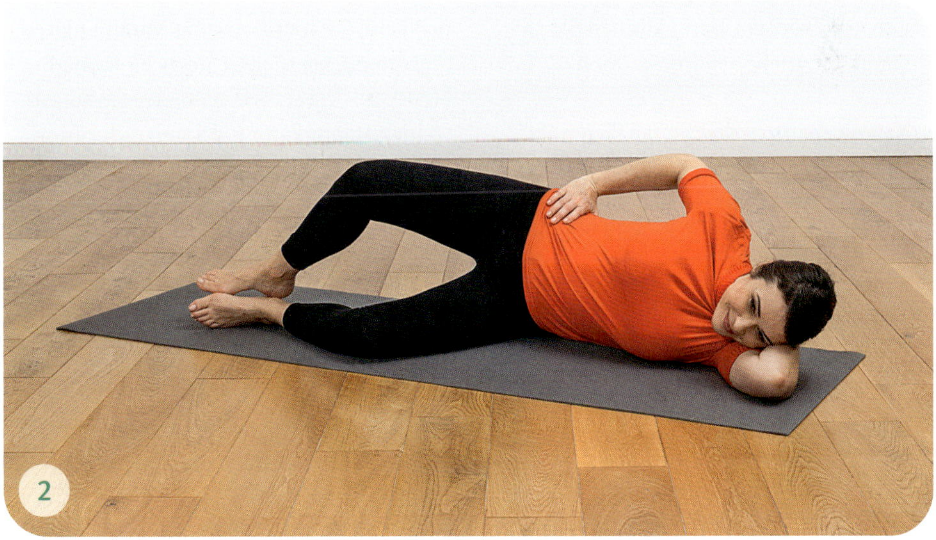

Hüfte/Knie: Kniebeuge 1 – Wandsitz

» Eine tolle Übung für den Einstieg, die obendrein gut in den Alltag eingebaut werden kann. Diese Übung kann jeder machen, auch untrainierte Menschen!

Darum geht es: Wenn Sie sich mit dem Gesäß an der Wand abstützen und die Knie gebeugt sind, muss primär die Muskulatur auf der Oberschenkel-Vorderseite (Quadrizeps) arbeiten. Dies ist die wichtigste Muskulatur am Kniegelenk.

Hinweis: Je tiefer Sie das Gesäß absenken, desto schwieriger wird es. Stellen Sie sich am besten in die Nähe eines Gegenstands (Tisch, Heizkörper), dann können Sie sich merken, in welcher Höhe Sie üben.

Ausgangsposition: Stellen Sie sich mit dem Rücken an eine freie Wand. Die Füße sind ungefähr 30–40 cm von der Wand entfernt. ❶

Ausführung:

- Rutschen Sie langsam mit dem Gesäß nach unten. Senken Sie sich so weit ab, dass Sie die Spannung spüren, aber auch wieder hochkommen können. ❷ Stoppen Sie die Zeit, die Sie durchhalten.
- Wenn Sie mehr als 30 Sekunden halten können, können Sie bei der nächsten Wiederholung tiefer gehen.
- Wenn Sie mehr als eine Minute halten können, versuchen Sie es einbeinig!

Dauer/Häufigkeit: 3–4 Sätze mit mindestens 30 Sekunden Haltedauer.

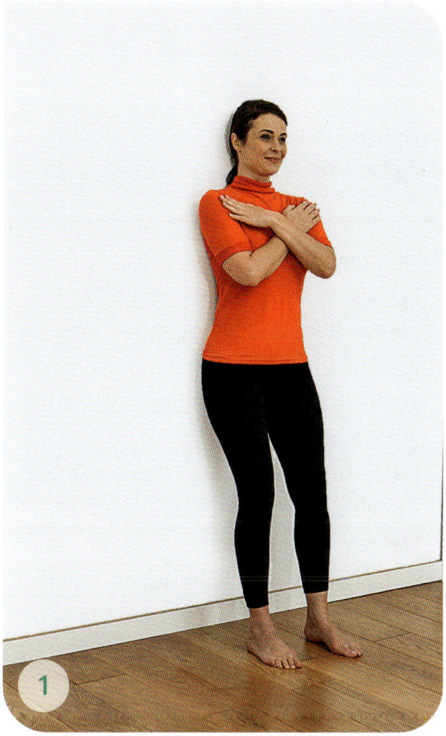
1

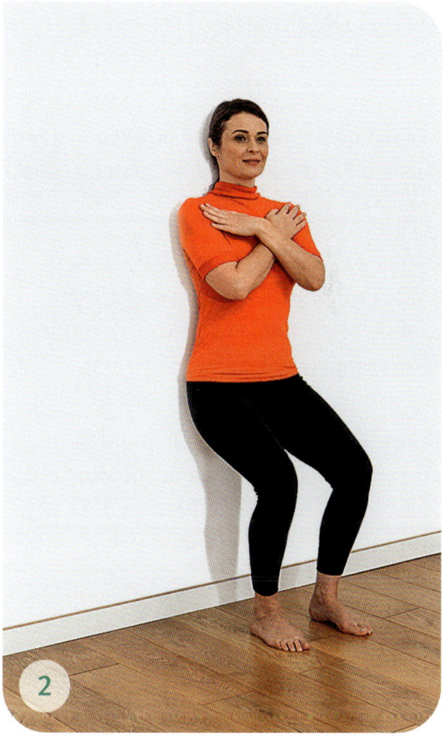
2

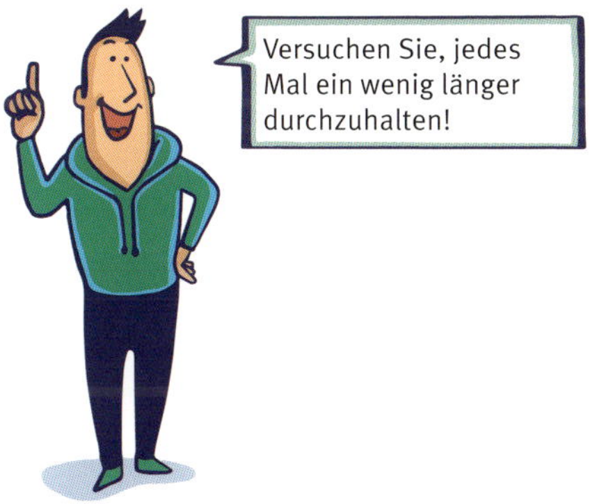
Versuchen Sie, jedes
Mal ein wenig länger
durchzuhalten!

Adduktoren: Im Stand

» ADDuktion beschreibt die Bewegung des Beins im Hüftgelenk nach innen. Die Adduktoren sind die Muskeln auf der Oberschenkel-Innenseite.

Darum geht es: Auch bei fitten Leuten sind diese Muskeln oft vernachlässigt und sie sorgen bei vielen Sportlern für Verletzungen.

Hinweis: Für die Übung im Stand brauchen Sie einen Widerstand von der Seite, sonst bringt sie nichts. Besorgen Sie sich ein längeres Gummiband, welches Sie an einem feststehenden Gegenstand (Heizkörper o.ä.) befestigen.

Ausgangsposition: Stellen Sie sich seitlich neben den Befestigungspunkt und legen Sie das Widerstandsband um den zu dieser Seite zeigenden Knöchel. Stehen Sie aufrecht und halten Sie sich mit einer Hand leicht fest. ❶

Ausführung:

- Verlagern Sie das Gewicht auf das andere Bein und bewegen Sie langsam das Spielbein mit dem Band in einer Ebene seitlich nach innen und wieder zurück. ❷
- Dabei sollte das Band so stark auf Spannung sein, dass Sie beim Zurückführen gegen einen Widerstand arbeiten müssen. Der Weg nach außen sollte langsam und kontrolliert sein, lassen Sie nicht einfach Ihr Bein vom Band zur Seite ziehen.
- Brauchen Sie mehr Widerstand, machen Sie einen Schritt seitlich in die andere Richtung.

Dauer/Häufigkeit: Jede Seite 4-mal 10–12 Wiederholungen.

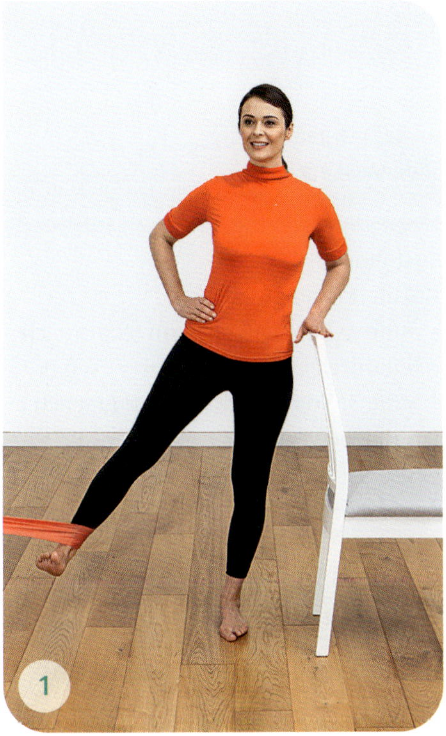
1

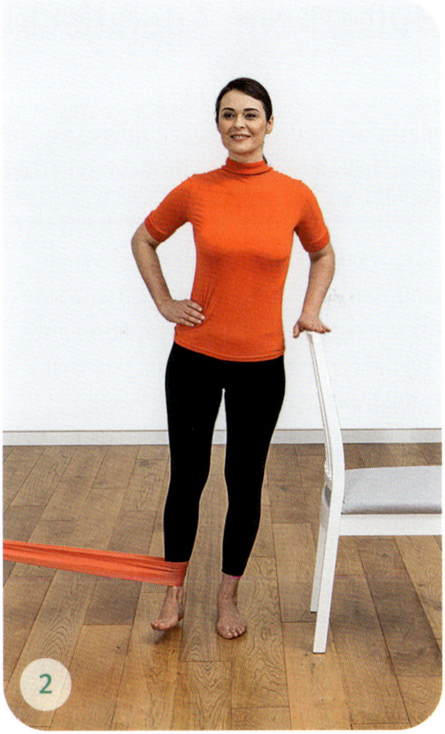
2

Hüfte/Knie: Ausfallschritt 1

» Hier wird das Gleichgewicht, aber auch Kraft in den Beinen gefordert. Dies ist wichtig für die kleineren tieferliegenden Muskeln. Machen Sie einen großen Schritt für sich.

Darum geht es: Da beide Knie gebeugt sind, sind die Muskeln beider Beine ständig unter Spannung. Beim hinteren Fuß soll die Ferse in der Luft sein, dadurch trainieren Sie zusätzlich die Wade.

Hinweis: Je enger Sie stehen, desto wackeliger wird es; je tiefer Sie gehen, je anspruchsvoller wird es für die Muskeln.

Ausgangsposition: Stellen Sie sich seitlich neben eine Wand oder einen Stuhl, sodass Sie sich notfalls abstützen können. Machen Sie einen maximal großen Schritt nach hinten und beugen Sie beide Knie.

Ausführung:

- Stufe 1: Ruhig stehen
- Stufe 2: Kopf langsam von rechts nach links drehen ❶
- Stufe 3: Kopf langsam von oben nach unten bewegen ❷
- Stufe 4: Kopf in der Mitte, Augen geschlossen

Dauer/Häufigkeit: Wenn Sie eine Stufe 20 Sekunden stabil halten können, wechseln Sie zur nächsten Stufe.

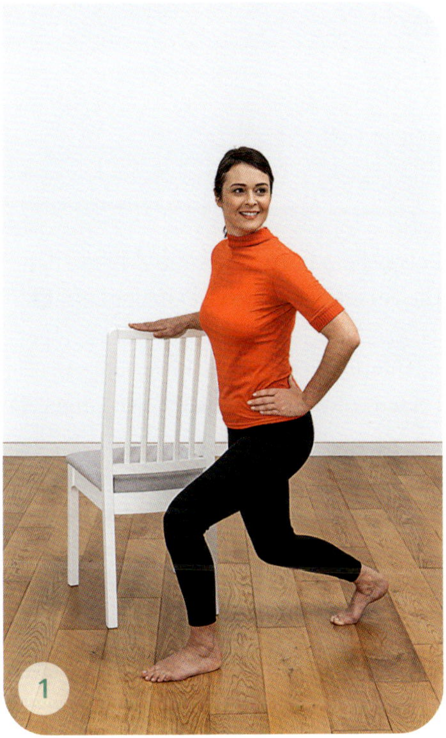
1

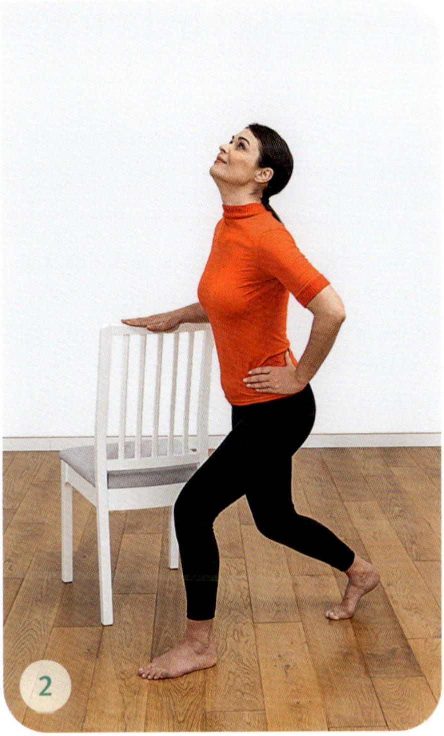
2

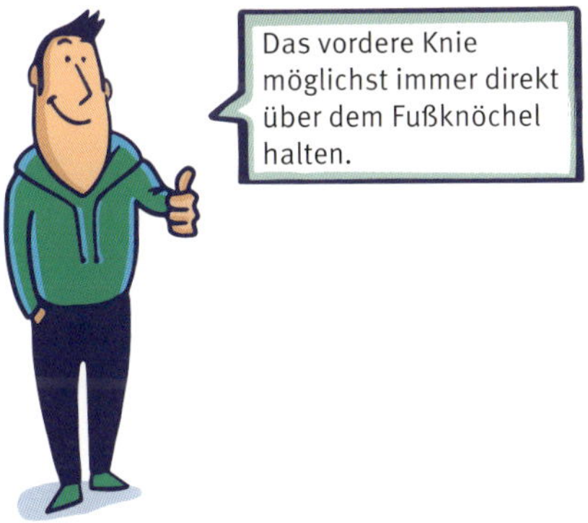
Das vordere Knie möglichst immer direkt über dem Fußknöchel halten.

Füße: Fersenheben 1, sitzend

» Diese Einstiegsvariante kann auch bei Beschwerden im Fußgelenk gemacht werden.

Darum geht es: Die Wadenmuskulatur ist mit die wichtigste Muskulatur unserer Beine. Sie hilft, die Füße zu stabilisieren, und muss bei jedem Schritt aktiv sein – für fitte Fußgelenke ist sie sehr wichtig.

Hinweis: Versuchen Sie, die Fersen maximal hochzudrücken, ohne den Oberkörper nach hinten zu bewegen. Besser ist es, den Körper leicht nach vorne zu neigen.

Ausgangsposition: Sie sitzen auf einem Stuhl oder Hocker. Legen Sie sich einen 5-10 Zentimeter hohen Gegenstand, zum Beispiel ein Buch, unter die Zehenballen. Die Fersen schweben frei in der Luft. ❶

Ausführung: Drücken Sie nun langsam die Fersen so weit wie möglich nach oben. ❷

Lassen Sie die Fersen langsam wieder ab, jedoch nicht ganz bis zum Boden.

Anschließend erneut hochdrücken.

Dauer/Häufigkeit: 3–4-mal 15 Wiederholungen.

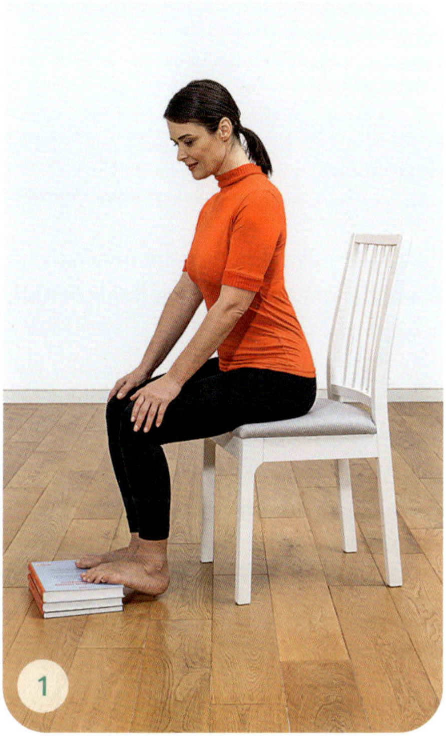
1

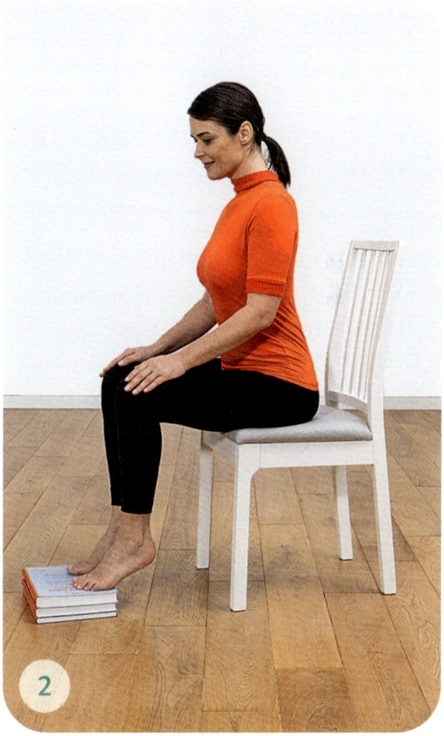
2

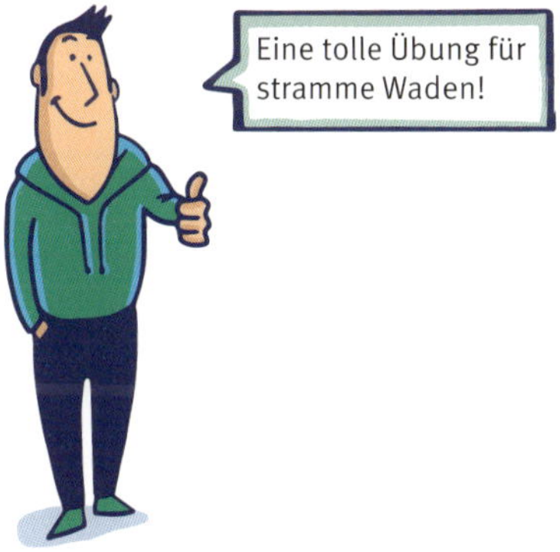
Eine tolle Übung für
stramme Waden!

Schulter: Innenrotation – Hände auf Bauch

» Bisher haben wir den Schwerpunkt auf die häufigsten Beschwerderegionen, nämlich Hüfte und Knie, gelegt. Nun kommt die Schulter dran.

Darum geht es: Die tiefe Muskulatur, die wir für die Drehung im Schultergelenk nach innen brauchen, liegt unter dem Schulterblatt. Sie ist Teil der sogenannten Rotatorenmanschette.

Hinweis: Ist das Schultergelenk sehr untrainiert, fangen Sie mit haltenden Übungen wie dieser an. Dabei halten Sie nur gegen einen Widerstand, ohne größere Bewegung.

Ausgangsposition: Stehen oder sitzen Sie sehr aufrecht – drücken Sie stolz die Brust heraus. Die Hände liegen auf dem Bauch übereinander, die Ellenbogen zeigen nach außen.

Ausführung:

- Drücken Sie die obere Hand leicht gegen die untere.
- Es sollte keine Bewegung im Arm stattfinden.

Dauer/Häufigkeit: Jede Seite 4–5-mal 10 Sekunden halten.

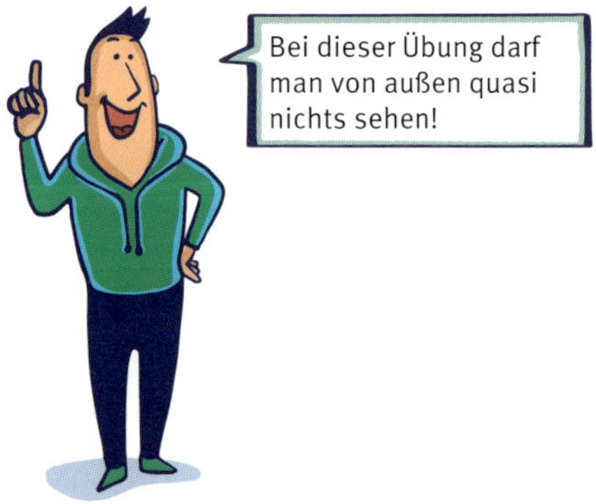
Bei dieser Übung darf man von außen quasi nichts sehen!

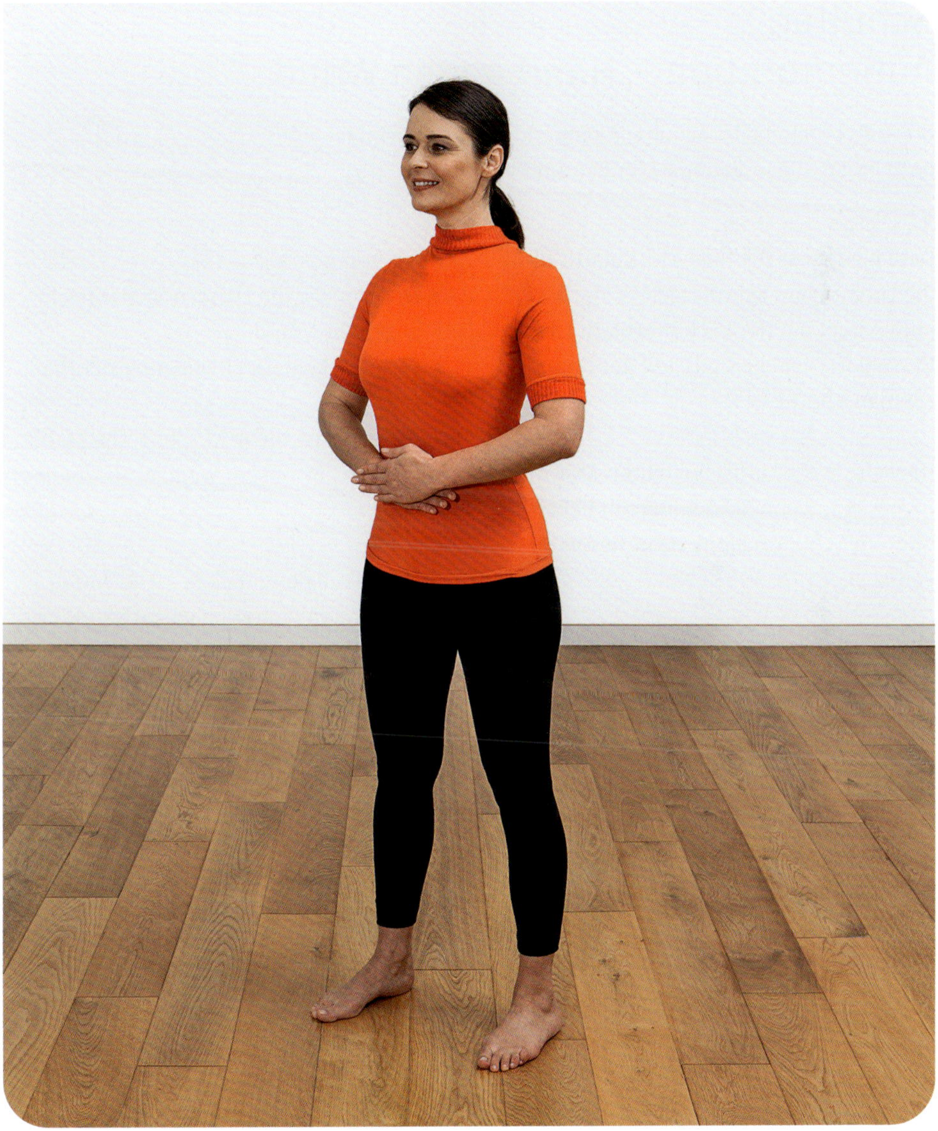

Schulter: Außenrotation – Hand gegen Wand

» Die Außendrehung im Schultergelenk ist fast noch wichtiger als nach innen. Diese Übung ist für den sehr leichten Einstieg.

Darum geht es: Die tiefe Muskulatur für die Drehung im Schultergelenk nach außen liegt auf dem Schulterblatt. Diese Muskulatur ist ebenfalls Teil der Rotatorenmanschette.

Hinweis: Diese statische (haltende) Übung ist perfekt, wenn Sie Schmerzen haben oder Ihr Schultergelenk nicht besonders stabil ist.

Ausgangsposition: Stellen Sie sich seitlich dicht an eine Wand. Richten Sie sich ganz auf und ziehen Sie die Schultern ein wenig nach hinten-unten. Der zur Wand zeigende Arm wird angewinkelt, der Handrücken liegt an der Wand.

Ausführung:

- Drücken Sie die Handrückseite leicht gegen die Wand.
- Es sollte keinerlei Bewegung sichtbar sein.
- Auch der restliche Körper sollte stabil bleiben, ansonsten weniger Kraft einsetzen.

Dauer/Häufigkeit: Jede Seite 4–5-mal 10 Sekunden halten.

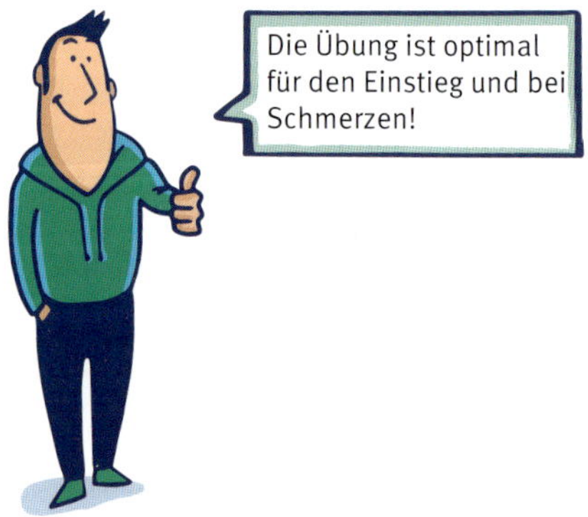
Die Übung ist optimal für den Einstieg und bei Schmerzen!

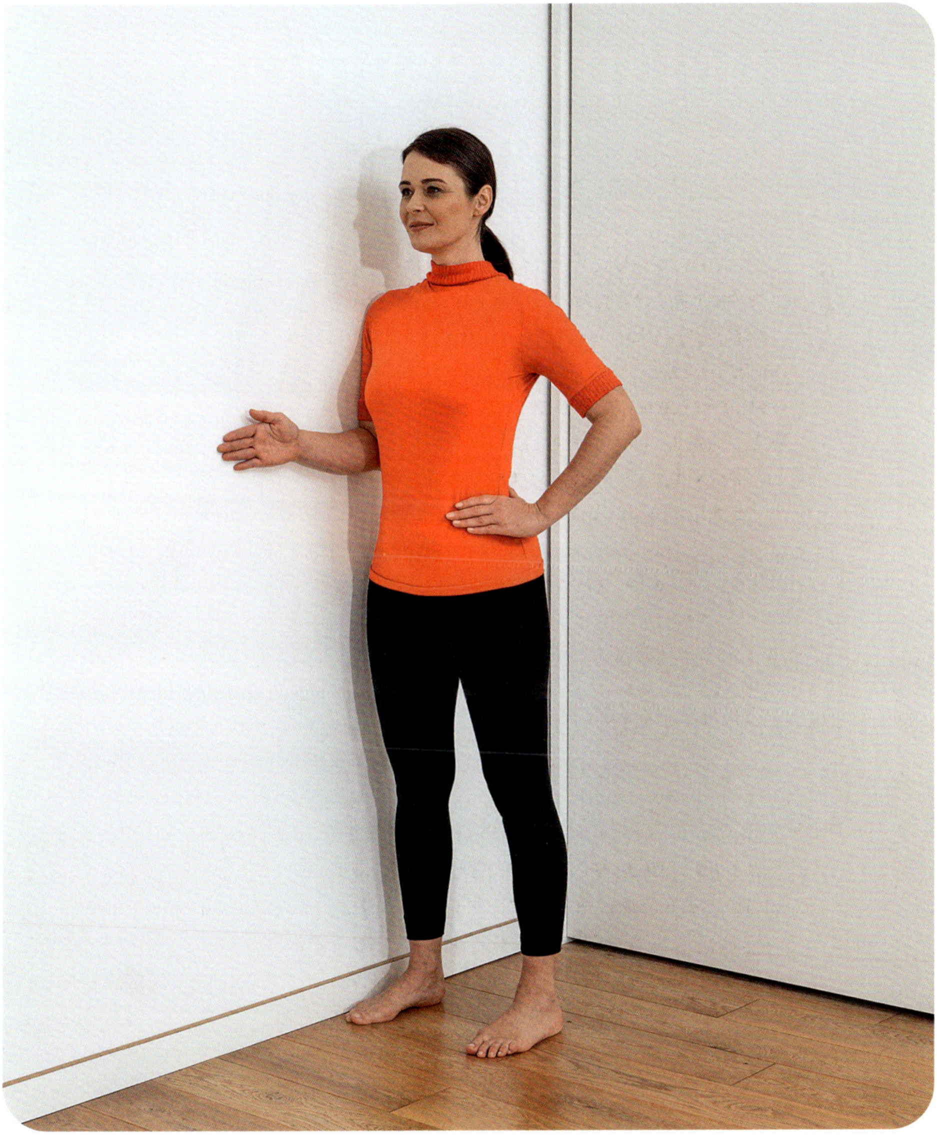

Das Therapiegespräch: Wichtige Fragen

Auch wenn Behandelnde manchmal unter Zeitdruck stehen: Aufklärung zu verlangen und offene Fragen erläutert zu bekommen ist ein grundlegendes Patientenrecht. Dieser kurze Leitfaden kann hilfreich für das nächste Gespräch sein.

»Hätte ich das doch noch gefragt!« Haben Sie das auch schon öfter nach einem Gespräch mit Ihrer Ärztin oder einem Therapeuten gedacht? Oft versteht man zudem nur die Hälfte und/oder hat bereits alle wichtigen Informationen wieder vergessen, bis man zuhause ankommt. Darum ist es sinnvoll, das Gespräch gut vorzubereiten, damit Sie alle Auskünfte bekommen, die Sie brauchen. Scheuen Sie sich auch nicht, mitzuschreiben und um genauere Erklärungen zu bitten, wenn Sie Fachbegriffe etc. nicht verstehen.

Bei Gelenkbeschwerden gibt es leider keine schnellen, einfachen Lösungen, welche für jeden passen. Bei Substanzen, die ins Gelenk gespritzt werden, kann es zu Infektionen kommen. Künstlicher Gelenkersatz (z. B. Kniegelenksprothesen) kann sich lockern. Ergebnisse von gezieltem körperlichem Training hängen ebenso von vielen verschiedenen Faktoren ab und können eine ordentliche Portion Geduld erfordern. All dies sollte mit den verschiedenen Fachpersonen ausführlich besprochen werden, bevor die eigentliche Intervention beginnt.

Am Ende des Tages geht es um Ihren Körper und Sie sind für ihn verantwortlich. Wissen um Risiken und Möglichkeiten der verschiedenen Optionen zu besitzen, erhöht merklich die eigene Motivation und damit auch das Ergebnis der Therapie.

Um im nächsten Gespräch souveräner agieren zu können, können Sie die folgenden international etablierten 5 Fragen nutzen. Schreiben Sie sich diese am besten auf oder machen Sie ein Foto von dieser Seite mit Ihrer Smartphone-Kamera.

5 wichtige Fragen für Gespräche mit medizinischem Personal

Manche Tests, Behandlungen und Prozeduren bieten wenig Vorteile, in manchen Fällen könnten sie sogar Schaden verursachen. Nutzen Sie diese Fragen, damit Sie genau die richtige Versorgung bekommen: nicht zu viel und nicht zu wenig.

Brauche ich wirklich diese Untersuchung oder Behandlung?

Eine Untersuchung mit Tests oder bildgebenden Verfahren kann Ihnen und Ihrem Gesundheitsdienstleister helfen, das Problem zu identifizieren. Eine Therapie bspw. durch Physiotherapie oder Medikamente könnte eine Option darstellen.

Was sind die Risiken?

Wird es unerwünschte Wirkungen (Nebenwirkungen) geben? Was sind die Chancen, Resultate zu bekommen, welche nicht akkurat (genau genug) sind? Könnte dies zu weiteren Untersuchungen oder zusätzlichen Behandlungen führen?

Gibt es einfachere, sicherere Optionen?

Fragen Sie nach alternativen Therapien. Anpassungen im Lebensstil, wie gesündere Ernährung und mehr sportliche Aktivität, sind oft sicher und effektiv.

Was würde passieren, wenn ich nichts unternähme?

Fragen Sie, ob sich etwas an Ihrem Zustand verändern würde, wenn Sie die Untersuchungen oder Behandlungen nicht sofort durchführten [durchführen ließen].

Was sind die »Kosten«?

Kosten können finanzieller, emotionaler oder zeitlicher Natur sein. Falls es Kosten für die Solidargemeinschaft gibt, sind diese angemessen und gibt es günstigere Alternativen?[3]

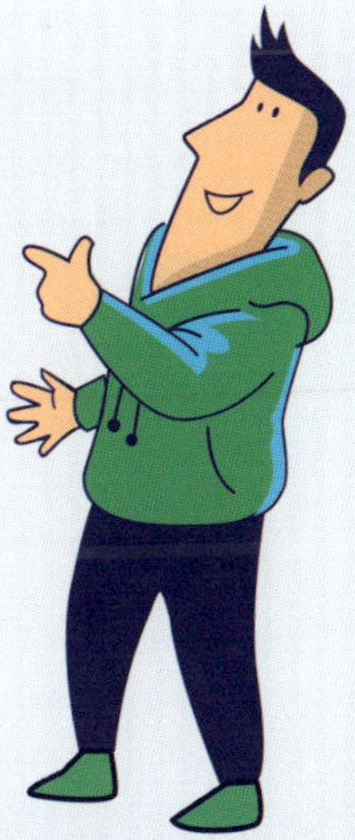

Übungsprogramm Fortgeschrittene

In diesem Kapitel finden Sie Übungen, die ein wenig anspruchsvoller sind. Sie fordern mehr Koordination und ebenso mehr Kraft. Die meisten Übungen bauen auf denen im Einsteiger-Kapitel auf.

Die Übungen für Fortgeschrittene sind etwas für Sie, wenn:

- Sie mit dem grünen Programm gestartet sind und schon über 4 Wochen regelmäßig trainieren.
- Sie mit den Übungen aus dem grünen Programm keine Beschwerden auslösen.
- Sie den kleinen Kraft-Check (Seite 26) gemacht haben und 5–8 Punkte erreicht haben.
- Sie bereits seit längerem ein leichtes Gymnastik-Programm absolvieren.

Nicht nur die Wiederholungen zählen

Um Ihr Training anspruchsvoller zu gestalten, könnten Sie bei Übungen, die Ihnen leichtfallen, jederzeit die Wiederholungszahl steigern. Wenn Sie allerdings Kraft aufbauen und die Gelenke stärken möchten, ist es besser, anspruchsvollere Übungen zu wählen oder Übungen durch Zusatzgewichte (Widerstandsbänder, Hanteln) schwerer zu gestalten. Dadurch schaffen Sie nicht mehr so viele Wiederholungen bzw. können nicht mehr so lange eine Übung halten. Damit sind Sie im Trainingsbereich des Muskelaufbaus.

Einfach dargestellt, orientiert man sich beim Training an drei Bereichen:

Kraft-/ Muskelausdauer	Zwischenbereich	Muskelaufbau
15–30 Wiederholungen Erhöhung der Muskelspeicher	10–20 Wiederholungen Schulung der Bewegunskoordination für den Einstieg	5–15 Wiederholungen Mikroverletzungen sorgen für mehr Wachstum.

Wenn Sie nach dem Training Ihre Gelenke weniger als 30 Minuten spüren, sollten Sie sich an die Ermüdung Ihrer Muskeln heranarbeiten, indem Sie Übungen anspruchsvoller gestalten oder schwerere Übungen auswählen. Im jeweiligen Trainingsbereich (siehe Tabelle) ist die Wiederholungszahl die absolut maximale Anzahl, die Sie pro Übung schaffen. Es passiert also nur etwas, wenn Sie bis zu dem Punkt gehen, an dem Sie keine Wiederholungen mehr machen können. Die vorgeschlagene Anzahl der Wiederholungen und Trainingssätze pro Übung ist immer nur eine Orientierung für den Anfang.

Für den Einstieg ist es in Ordnung, nicht viel Muskelkater zu bekommen. Später ist dieser aber wichtig, damit Ihr Körper Anlass hat, etwas positiv zu verändern. Spätestens, wenn Sie bei einer Übung 30 Wiederholungen am Stück machen können, sollten Sie ein Zusatzgewicht nehmen oder eine anspruchsvollere Übung auswählen. Bei den einzelnen Übungen finden Sie Tipps hierzu.

Eine andere Möglichkeit der Steigerung ist die Erhöhung der Satzzahl, also die Zahl der Durchgänge pro Übung. Sie können die Intensität zum Beispiel erhöhen, indem Sie von 2 × 10 Wiederholungen auf 4 × 10 Wiederholungen steigern und die Pausenzeit zwischen den Sätzen verkürzen.

Beinachse stabil halten

Besonders bei den Übungen »Ausfallschritt« und »Kniebeuge« lesen Sie, dass Ihre Knie nicht zu sehr nach innen oder außen gehen sollen. Man spricht dabei vom Verlassen der Beinachse. Die für das Training relevante Achse ist eine Linie, welche im neutralen Stand mit gestreckten Beinen durch Hüft-, Knie- und Fußgelenk (Sprunggelenk) gehen sollte. Stellen Sie sich vor, Sie würden ein Lot an einer Schnur außen auf der Höhe Ihres Hüftgelenkes festmachen. Hierbei geht es nur um eine Betrachtung von vorne.

Manchmal gibt es schon Abweichungen von dieser Achse im Stand, ohne dass Bewegung stattfindet. Entweder weicht das Kniegelenk dabei zu sehr nach innen von der Linie ab oder zu sehr nach außen. Hierfür gibt es viele Erklärungen: Wie unsere Gelenke und Knochen geformt sind, ist zu einem großen Teil genetisch bedingt. Teilweise auch durch das, was in unserer frühesten Kindheit im Wachstum mit uns passiert ist.

Ebenso gibt es sehr einseitige Bewegungsmuster, welche nach Jahren unsere Gelenkstruktur verändern können; ein Beispiel sind die berühmten O-Beine bei Fußballern. Denken Sie daran, der Körper ist ständig im Umbau und formt sich so, wie wir ihn gebrauchen. Dies kann für uns zum Nachteil, aber meistens eher zum Vorteil werden. Nur so sind gewisse Bewegungen beim Ballett oder Kunstturnen überhaupt möglich.

Stabilität bei Bewegung

Achten Sie bei den Übungen unbedingt sorgfältig darauf, dass bei Bewegungen im Kniegelenk dieses nicht zu sehr vom gedachten Lot abweicht. Wie geht das? Natürlich können Sie nach unten schauen, dies ist aber nicht sehr praktikabel und könnte irgendwann auch zu Nackenverspannungen führen.

Machen Sie stattdessen Übungen wie Kniebeuge und Ausfallschritt regelmäßig vor einem Spiegel, so haben Sie den ganzen Körper im Blick. Ob die Knie z. B. im Ausfallschritt nach vorne über die Fußspitze hinauswandern, ist übrigens nicht so entscheidend, da die Beugung im Gelenk eine ganz natürliche Bewegung darstellt. Treppen hinabsteigen wäre ohne das Nach-vorne-Schieben der Knie auch kaum möglich.

» Achten Sie bei den Übungen auf Ihre Knie und die Beinachse. Versuchen Sie es immer wie auf dem linken Bild ❶ mit den Knien in der Mitte über den Füßen.

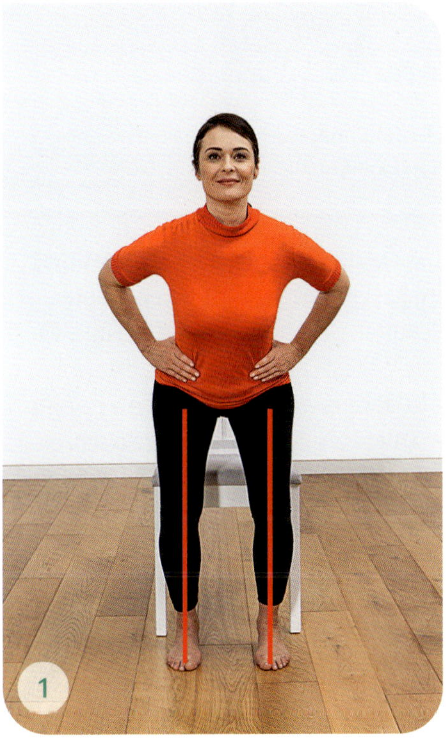
1

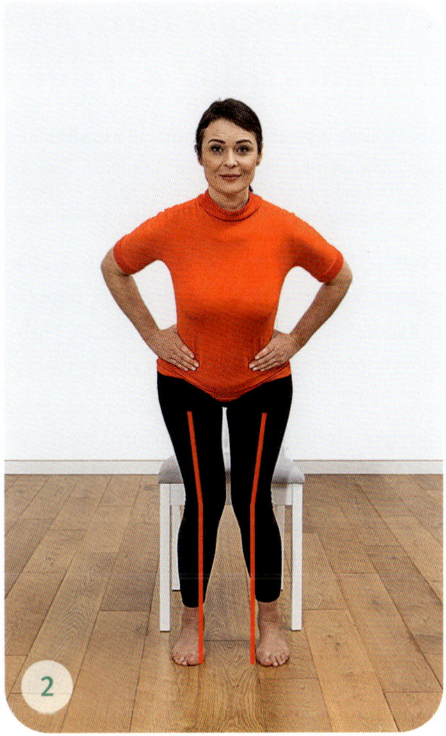
2

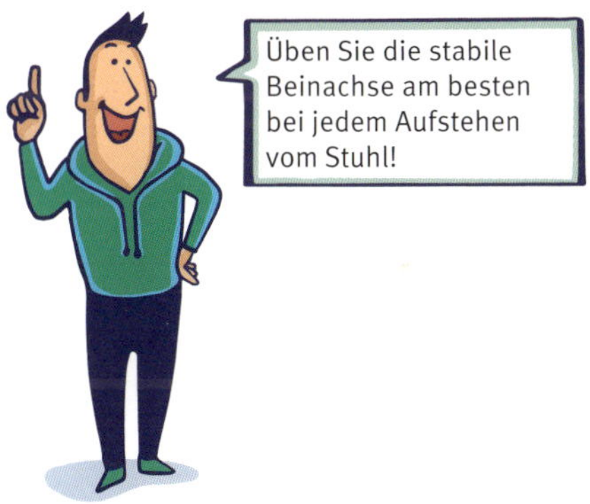
Üben Sie die stabile
Beinachse am besten
bei jedem Aufstehen
vom Stuhl!

Rumpfstabilisation 2 – Unterarmstütz auf den Knien

ANTI-SCHMERZ

» Die Übung ist auch bekannt als »Plank« – englisch für »Planke« oder »Steg«. Es soll also alles möglichst in einer Ebene stabilisiert werden. Ein super Rumpftraining!

Darum geht es: Im Fortgeschrittenen-Programm können Sie schon die tiefe Bauchmuskulatur aktivieren. Diese Übung trainiert intensiv die vordere Muskelkette.

Hinweis: Achten Sie darauf, das Gesäß tief zu lassen, im Rücken aber nicht durchzuhängen. Alles bleibt gerade, wie ein Brett.

Ausgangsposition: Beginnen Sie in Bauchlage auf einer Matte. Stützen Sie sich auf den Unterarmen ab und drücken Sie den Rumpf nach oben. Die Knie sind abgelegt, die Zehen sind auf dem Boden aufgestellt. Das Gesäß ist so tief, dass Sie Spannung im Bauch spüren. Idealerweise bilden Schulter, Gesäß und Knie eine Linie. ❶

Ausführung:

- Stufe 1: Nur die Spannung halten.
- Stufe 2: Im Wechsel ein Bein aus der Hüfte leicht vom Boden abheben. ❷

Dauer/Häufigkeit: 15–20 Sekunden halten oder jedes Bein 10-mal anheben. Insgesamt 2–3 Durchgänge.

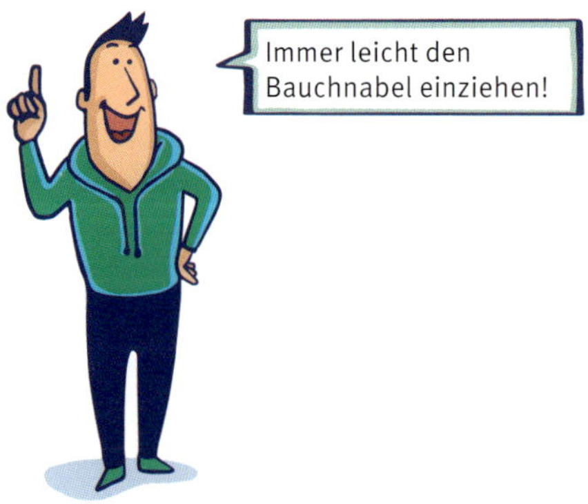

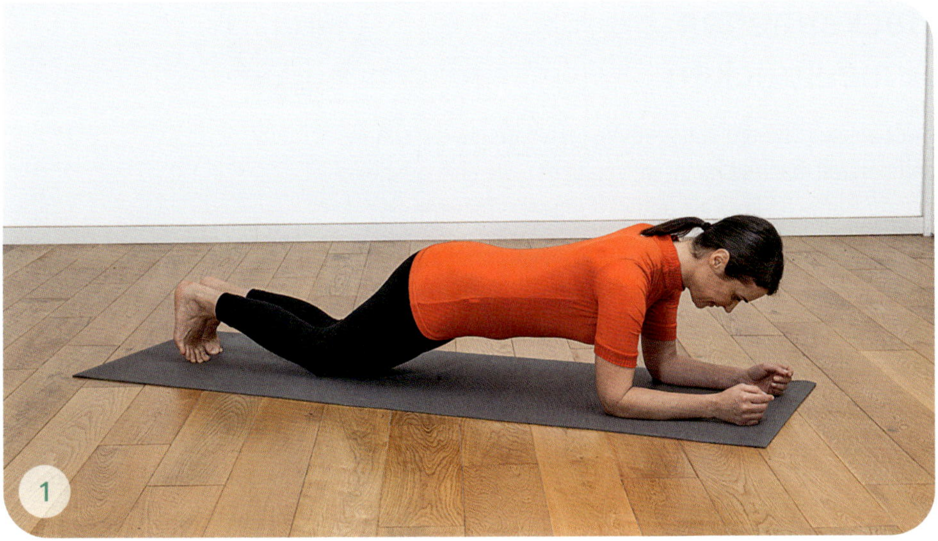

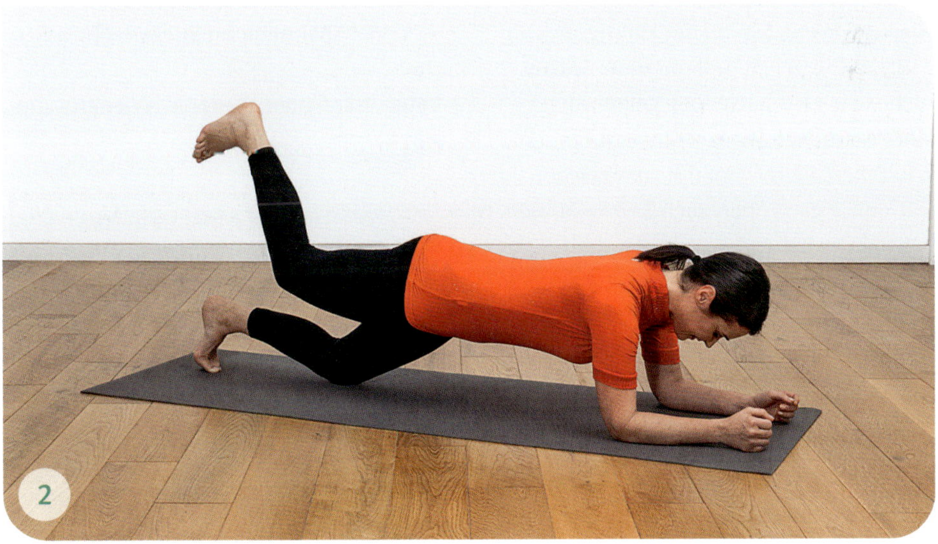

Beckenheben 2 – Arme strecken

» Teil zwei der Übung. Wenn Sie die erste Version der Übung schmerzfrei machen konnten, versuchen Sie sich an dieser. Gut für Hüftgelenke, Knie und den unteren Rücken.

Darum geht es: Bei dieser Übung strecken Sie die Hüft- und Kniegelenke. Dabei wird die Gesäßmuskulatur angespannt. Diese ist wichtig, um das Becken und den unteren Rücken zu stabilisieren. Dadurch, dass die Arme nicht mehr am Boden liegen, können diese nicht mehr den Körper stabilisieren. Damit wird es wackeliger und die Beine dürfen mehr arbeiten.

Hinweis: Wenn Sie bei der Übungsausführung im Einsteiger-Teil mit dem Becken nicht sehr weit nach oben gekommen sind, versuchen Sie es jetzt noch ein Stückchen weiter. Um das zu erreichen, dürfen Sie ganz oben auch 2–3 Sekunden das Becken halten.

Ausgangsposition: Sie liegen bequem auf dem Rücken. Die Knie sind angewinkelt und die Füße aufgestellt. Strecken Sie nun die Arme zur Decke. ❶

Ausführung:

- Heben und senken Sie nun Ihr Becken langsam und gleichmäßig.
- Das Becken geht dabei so weit nach oben zur Decke, wie Sie können, ohne zu viel Spannung im Rücken. ❷

Dauer/Häufigkeit: 3 mal 15 Wiederholungen.

VARIANTE

Wenn Sie Probleme mit den Schultern haben, können Sie die Arme auch vor dem Körper verschränken.

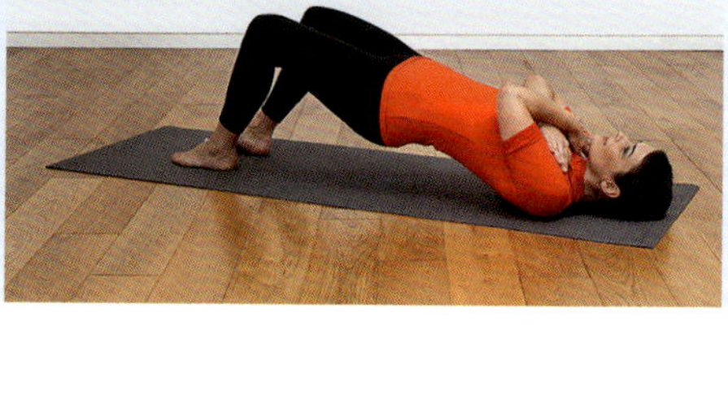

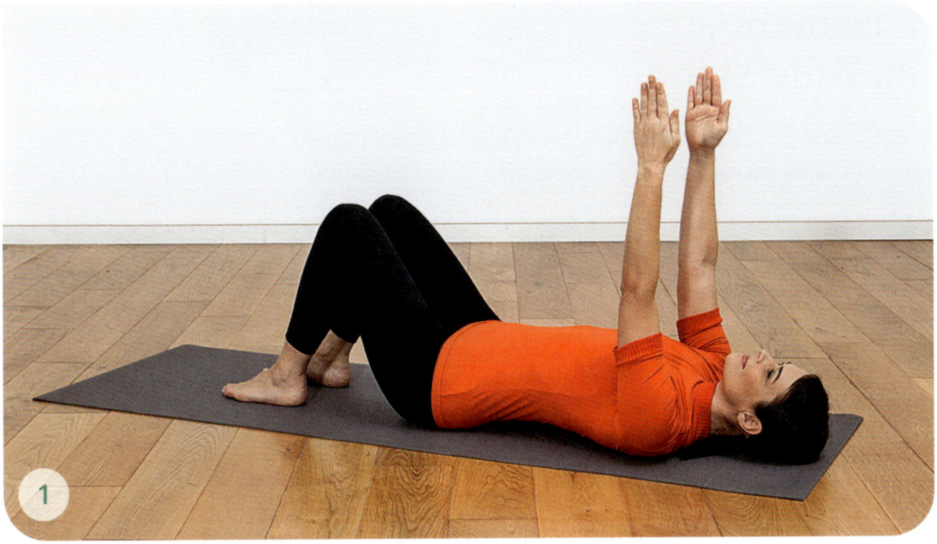

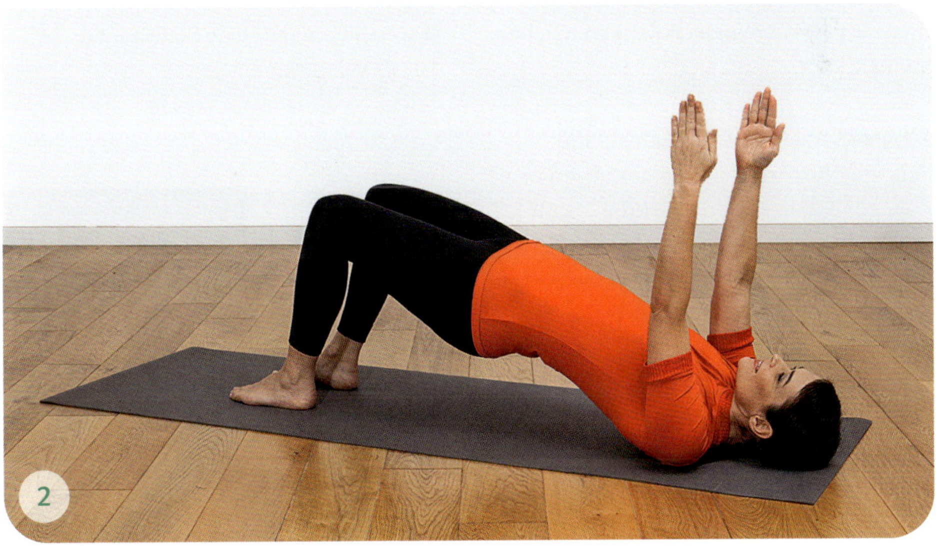

Muschel 2 – mit Widerstand

» Diese Übung für Stabilität in Hüfte und Knie wird jetzt ein wenig anspruchsvoller. Nehmen Sie ein Widerstands-Gummiband zu Hilfe.

Darum geht es: Mit der Einstiegs-Variante haben Sie die bereits die Beweglichkeit Ihrer Hüfte verbessert und die Muskeln aus dem Schlaf geweckt. Nun wird es durch den Widerstand ein wenig interessanter.

Hinweis: Es spielt keine Rolle, welche Art von Widerstandsband Sie nutzen. Der Widerstand sollte so sein, dass Sie ungefähr 10–12 Wiederholungen machen können.

Ausgangsposition: Sie liegen auf der Seite, der Kopf ruht auf dem unteren Arm oder auf einem Kissen. Die Knie liegen aufeinander, sind um 90° gebeugt und ein wenig nach vorne gezogen. Die Füße ruhen aufeinander. Die obere Hand liegt auf dem Becken. Das Band ist um beide Knie gespannt. ❶

Ausführung:

- Bewegen Sie langsam das obere Knie zur Decke und wieder zum unteren Knie.
- Der obere Fuß bleibt auf dem unteren liegen. Klappen Sie Ihre Hüfte auf wie eine Muschel ihre obere Hälfte. ❷
- Die obere Hand und das Becken bewegen sich nicht nach hinten mit.

Dauer/Häufigkeit: Jede Seite 4-mal 10–12 Wiederholungen.

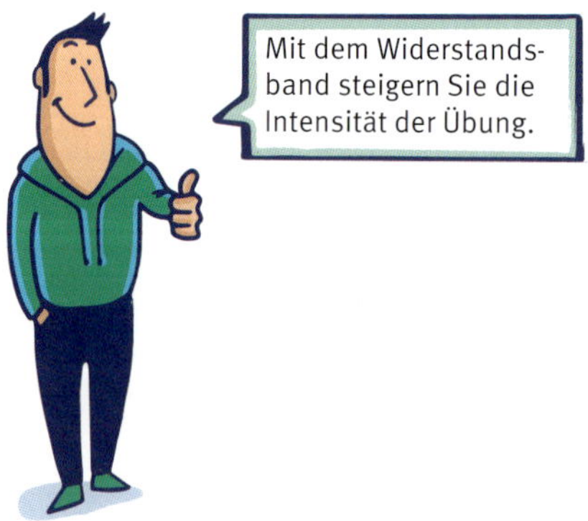

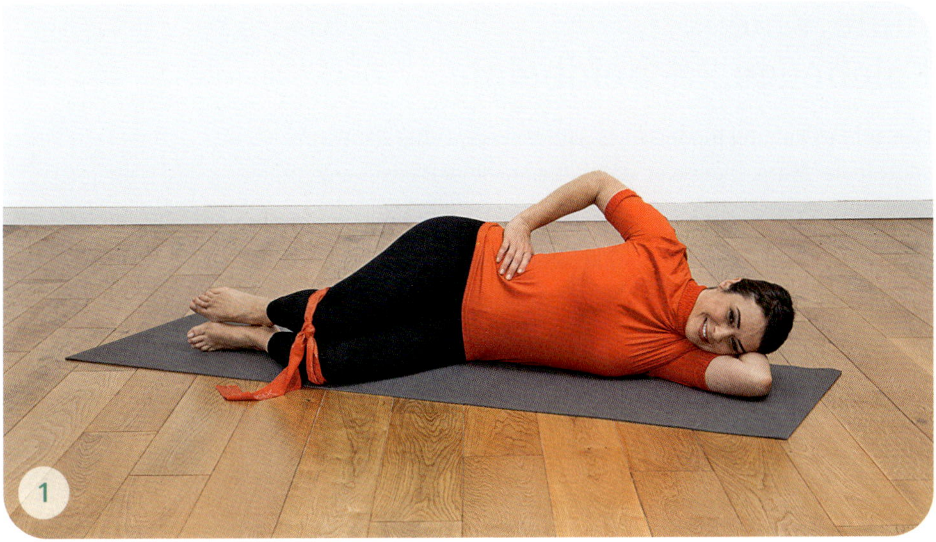
1

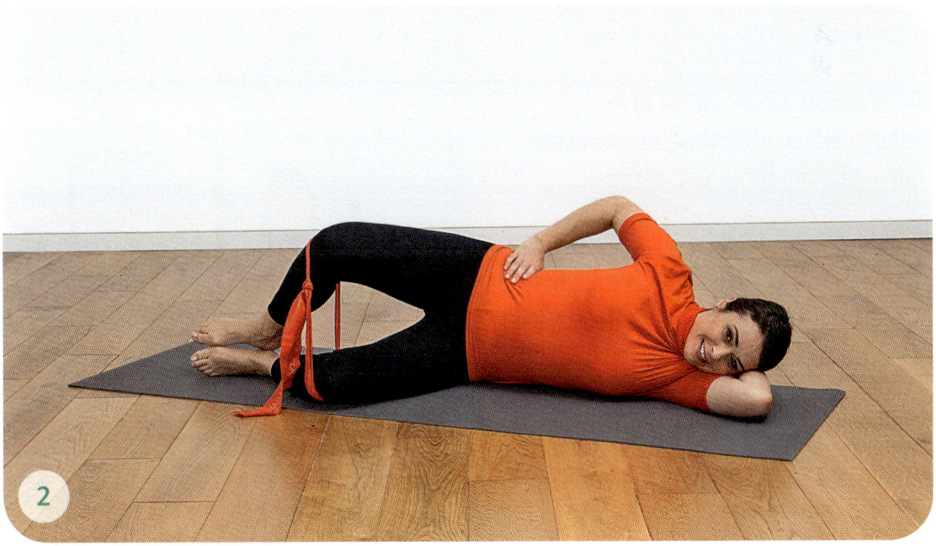
2

Hüfte/Knie: Kniebeuge 2 – beidbeinig

» Nun geht es auf und nieder. Alles wird bewegt, außer der Wirbelsäule in der Mitte, die bleibt stabil. Die absolute Basisübung für die Beine.

Darum geht es: Achten Sie einmal selbst darauf: Oft stehen wir im Alltag nur noch »mit den Händen« auf. Dadurch verlieren wir viel Kraft in wichtigen Muskeln wie Gesäß und Kniestreckern.

Hinweis: Wichtig ist, keinen Schwung zu nehmen. Wenn Sie es nicht schaffen, in Zeitlupe aufzustehen, legen Sie ein Kissen auf die Sitzfläche. Höher ist gleich einfacher.

Die Knie sollten möglichst über den Füßen bleiben, also nicht zu sehr nach innen oder außen zeigen.

Ausgangsposition: Setzen Sie sich an die Kante eines Stuhls. Die Füße sind schulterbreit unter den Knien positioniert. Die Arme sind vor dem Körper verschränkt. ❶

Ausführung:

- Stehen Sie in Zeitlupe, ganz langsam, auf. ❷
- Anschließend langsam wieder hinsetzen, das Gesäß geht weit nach hinten.

Dauer/Häufigkeit: 3–4-mal 15 Wiederholungen.

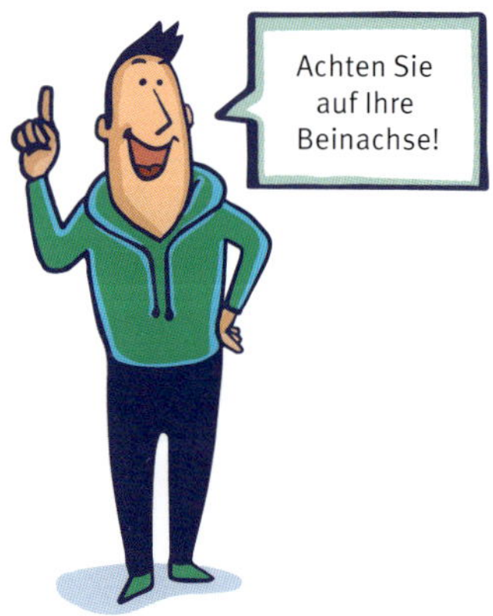

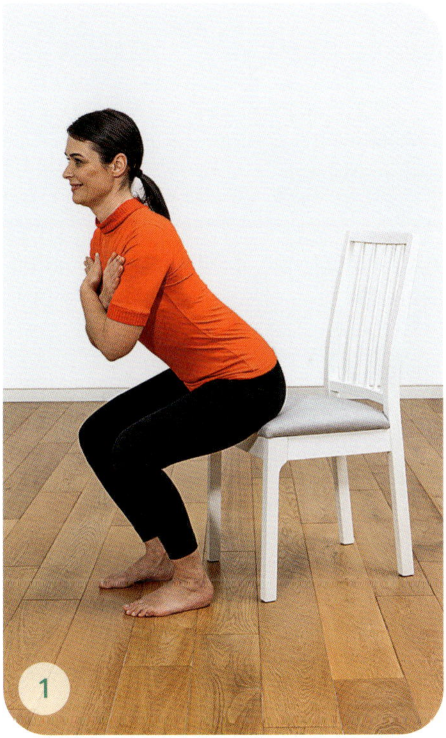
1

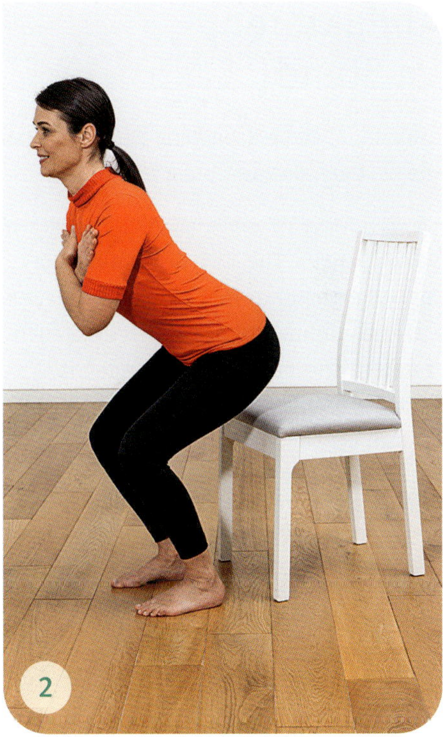
2

Abduktoren: Im Stand

» ABDuktion ist die Bewegung des Beines nach außen. Ähnlich wie bei der Muschel-Übung wird hier die tiefe Gesäßmuskulatur trainiert.

Darum geht es: Die tiefe Gesäßmuskulatur sollte nicht nur im Liegen, wie bei der Muschel-Übung, sondern auch im Stehen trainiert werden. Im Besonderen wird auch das Standbein trainiert. Wundern Sie sich also nicht, wenn Sie eher das Standbein beim Üben spüren als das trainierende Bein (Spielbein).

Besonderheiten: Wenn Ihre Gelenke nicht besonders fit sind oder zurzeit Beschwerden machen, können Sie die Übung ohne Widerstand machen. Am Anfang reicht die Schwerkraft oft für einen Trainingsreiz aus.

Ausgangsposition: Stehen Sie aufrecht und halten Sie sich leicht an einem festen Gegenstand fest oder stützen Sie sich an der Wand ab. Das Standbein ist im Knie leicht gebeugt. Legen Sie ein Widerstandsband um das Fußgelenk des Spielbeins. Das Band sollte an einem feststehenden Gegenstand befestigt sein, der sich seitlich von Ihnen befindet, und zwar auf der vom Spielbein abgewandten Seite. ❶

Ausführung:

- Bewegen Sie langsam das Spielbein in einer Ebene zum Körper nach außen. ❷
- Anschließend bringen Sie das Bein langsam und kontrolliert wieder zurück in die Ausgangsposition.

Dauer/Häufigkeit: Jede Seite 3-mal 15 Wiederholungen.

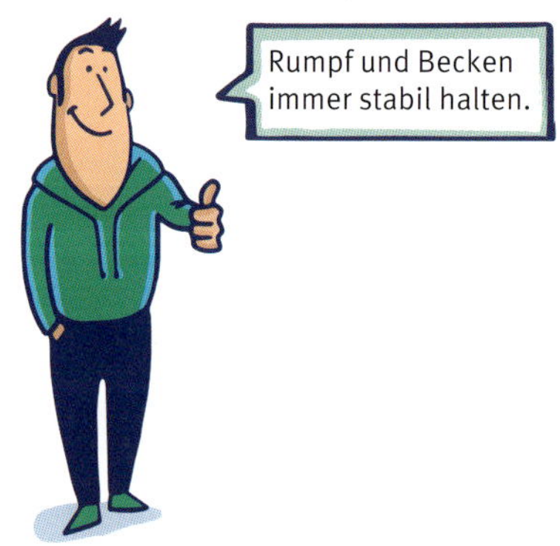

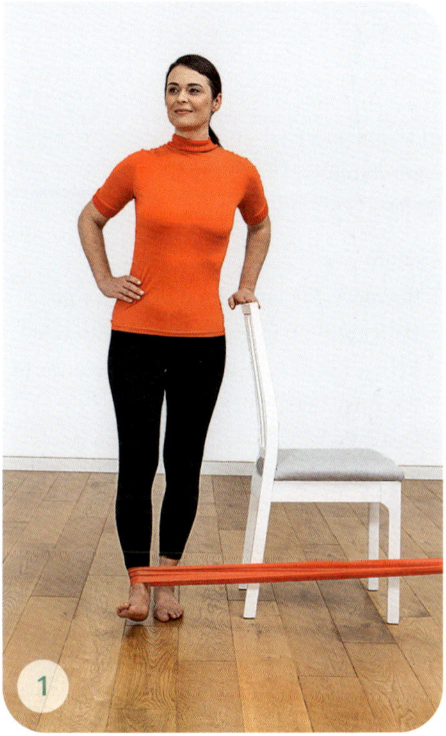
1

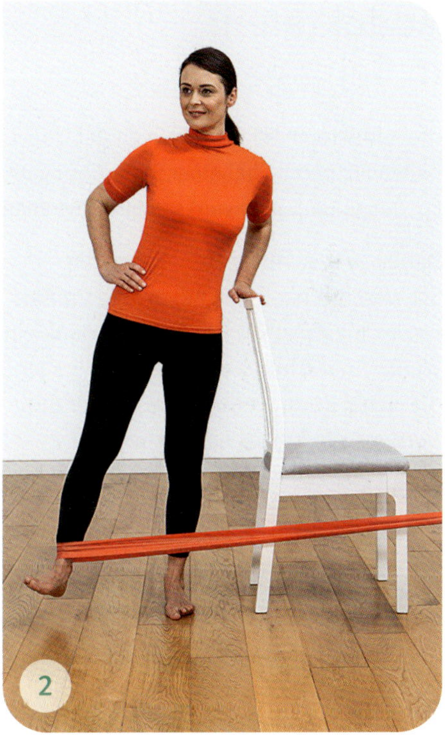
2

Adduktoren: In Seitlage

» Die Adduktoren (die Muskeln an der Oberschenkel-Innenseite) haben Sie bereits bei einer Standübung im Einsteiger-Kapitel kennengelernt. Jetzt wird es ein wenig anspruchsvoller.

Darum geht es: In Seitlage gegen die Schwerkraft hat man keinen sehr großen Bewegungsweg. Oft ist das Hüftgelenk ein wenig eingeschränkt. Die Muskeln haben oft wenig Kraft, wenn das Bein über die Körpermitte hinaus bewegt wird.

Besonderheiten: Achten Sie darauf, dass das arbeitende Bein immer in einer Linie mit dem Körper oder sogar ein wenig weiter hinten bleibt (Hüftstreckung). Ebenso sollte das Bein sich während der Bewegung nicht verdrehen oder im Knie beugen.

Ausgangsposition: Sie befinden sich in Seitlage, der Kopf ruht auf dem unteren Arm oder auf einem Kissen. Das obere Bein ist angewinkelt und der Fuß vor dem Körper aufgestellt. Das obere Becken ist nach vorne gedreht und die obere Hand liegt darauf. Das untere Bein ist komplett gestreckt und ein wenig nach hinten positioniert. ❶

Ausführung:

- Bewegen Sie langsam das untere gestreckte Bein in einer Ebene zum restlichen Körper nach oben und wieder in die Ausgangsposition. ❷
- Das Bein nur so weit nach oben bewegen, dass es sich nicht im Hüftgelenk dreht und im Knie nicht beugt.
- Während der Übung das Bein immer leicht in der Luft halten.

Dauer/Häufigkeit: Jede Seite 4-mal 10–12 Wiederholungen.

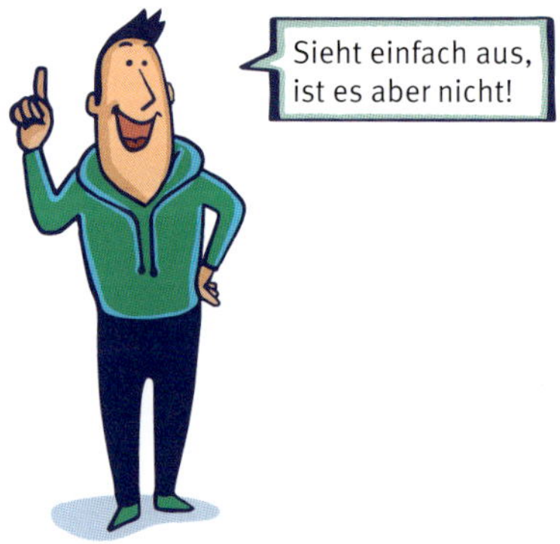

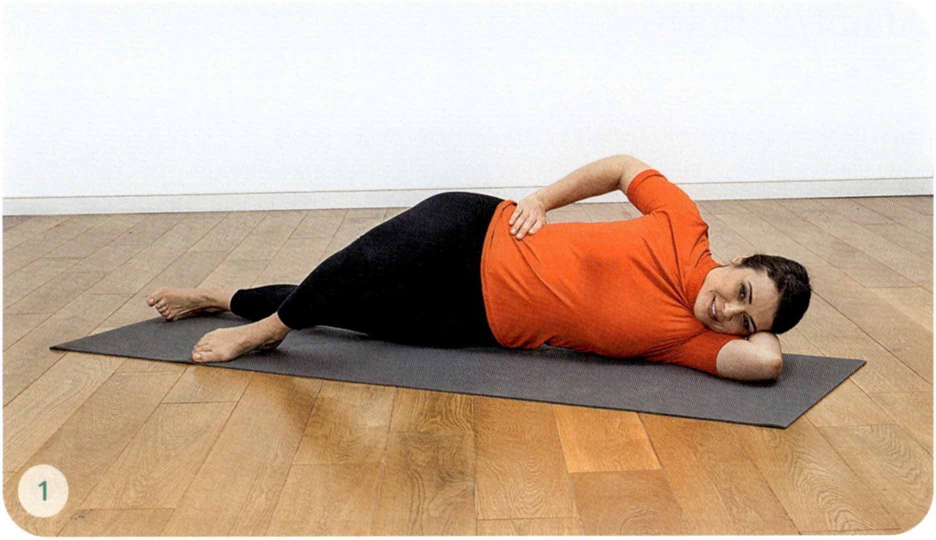

1

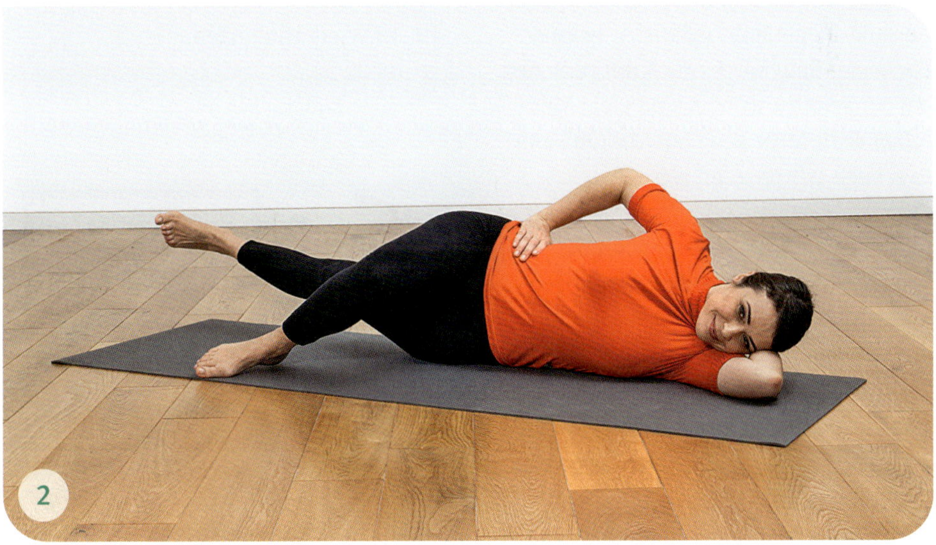

2

Rumpf/Schulter: Seitstütz

» Den Unterarmstütz kennen Sie bereits aus dem Anti-Schmerz-Programm. Wenn die Beschwerden unter 4/10 sind, sollten Sie diese Übung testen.

Darum geht es: Stützübungen sind eine wunderbare Möglichkeit, die Körpermitte zu stärken. Im Seitstütz wird die tiefe und schräge Bauchmuskulatur aktiviert, diese unterstützt den Rücken. Ebenso werden die Abduktoren an der Hüfte trainiert, welche die Beine stabilisieren.

Hinweis: Beine bzw. Knie, Becken und Schulter sollten eine gerade Linie bilden. Auch der Kopf bleibt möglichst in einer Ebene mit dem Körper. Sich mit dem Arm auf der Seite zu stützen sind viele Menschen nicht mehr gewohnt, darum kann es schnell anstrengend werden.

Ausgangsposition: Sie liegen auf der Seite. Positionieren Sie den Ellenbogen unter der Schulter, beide Knie sind um 90° gebeugt, die Augen sind geradeaus gerichtet (leichtes Doppelkinn). Die obere Hand liegt auf dem Becken. ❶

Ausführung:

- Bewegen Sie das Becken langsam nach oben zur Decke und wieder nach unten. ❷
- Die Knie bleiben aufeinander.
- Wenn Wiederholungen noch zu anstrengend sind, halten Sie die Endposition so lange wie möglich.

Dauer/Häufigkeit: Jede Seite 4-mal 10–12 Wiederholungen.

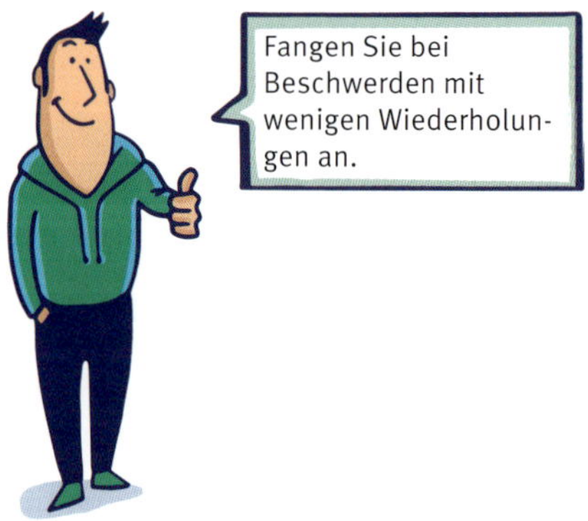

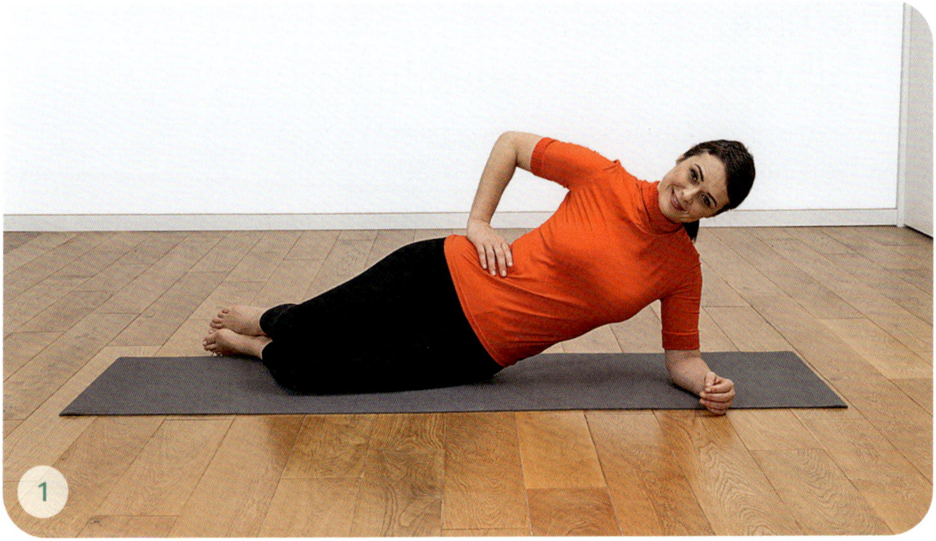

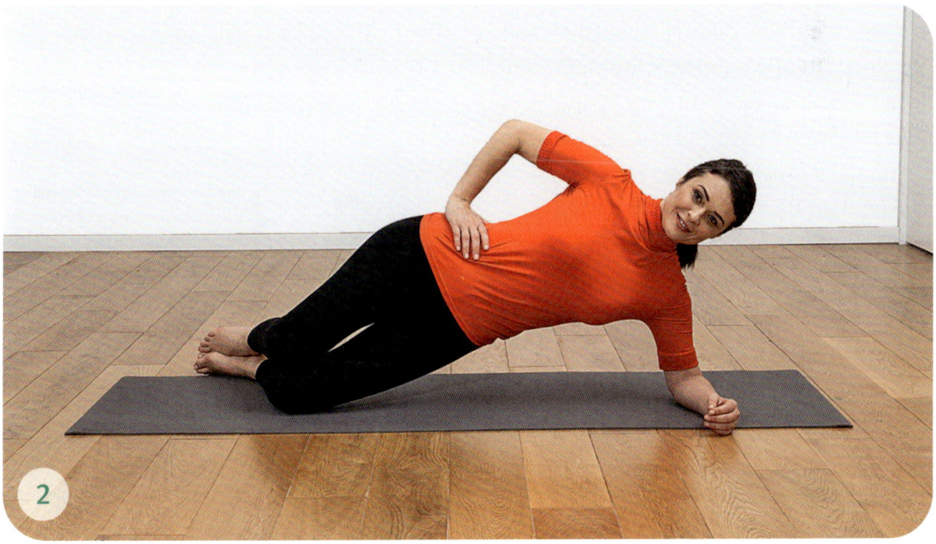

Hüfte/Knie: Ausfallschritt 2 – hoch und tief

» Aus der Stabilisations-Variante aus dem Einsteiger-Programm (Seite 30) wird eine Kräftigungsübung. Waden, Oberschenkel, Gesäßmuskeln, hier ist alles mit drin.

Darum geht es: Hüftgelenk, Kniegelenk und Sprunggelenk sind hierbei in Bewegung. Das bedeutet, dass alle Muskeln der Beine gefordert werden.

Hinweis: Je tiefer Sie das hintere Knie zum Boden bewegen, desto anstrengender wird es. Am Anfang dürfen Sie ruhig nur eine ganz kleine Bewegung machen.

Ausgangsposition: Stehen Sie seitlich nah bei einer Wand oder einem Stuhl. Lassen Sie eine Hand in der Nähe der Wand oder des Stuhls, damit Sie sich bei Bedarf abstützen können. Machen Sie einen maximal großen Schritt nach hinten und beugen Sie beide Knie. Idealerweise stehen Sie gegenüber einem Spiegel. So haben Sie die Beine immer im Blick.

Ausführung:

- Mit dem hinteren Knie geht es nun langsam gerade nach unten zum Boden. ❶
- Achten Sie auf Ihr vorderes Knie. Es sollte in der Mitte, über dem Sprunggelenk, bleiben. Die Bewegung geht nach unten, nicht nach vorn.
- Drücken Sie sich langsam wieder nach oben. ❷

Dauer/Häufigkeit: Jede Seite 3–4-mal 12–15 Wiederholungen

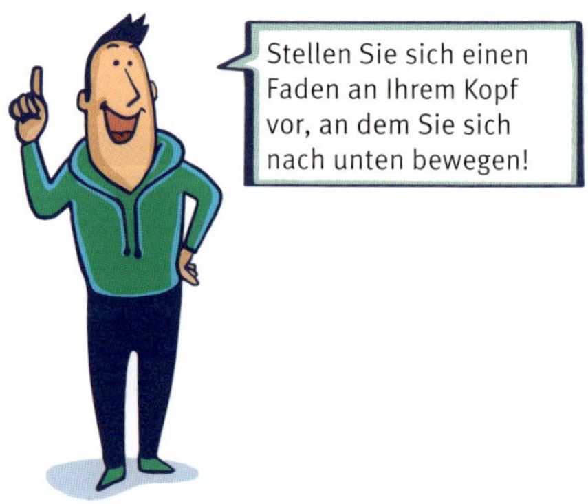
Stellen Sie sich einen Faden an Ihrem Kopf vor, an dem Sie sich nach unten bewegen!

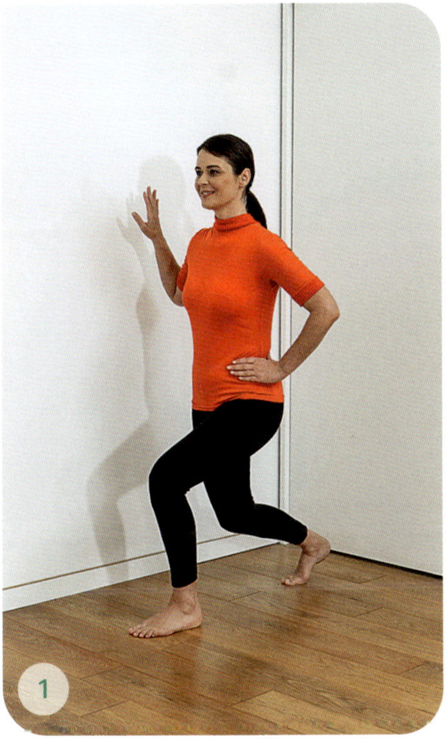
1

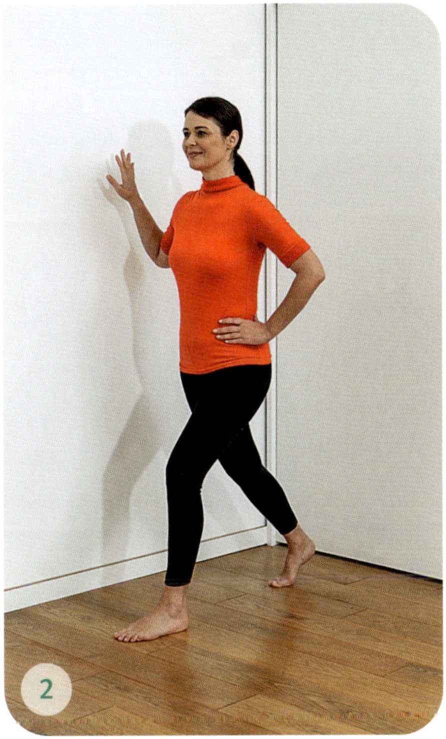
2

Füße: Fersenheben 1 – stehend

» Nach der Version im Sitzen wird es nun anspruchsvoller. Dies ist die Grundübung für stabile Fußgelenke.

Darum geht es: Die Waden bestehen nicht nur aus den zwei Teilen, welche man von außen sieht. Ein größerer Muskel liegt darunter. Zusammen bewegen diese die Achillessehne und damit die Ferse. Bei diesen Muskeln setzt die Übung an.

Hinweis: Falls es keine Beschwerden macht, sollten Sie versuchen, die Fersen weit nach oben zu drücken. Weit oben fehlt es oft besonders an Kraft.

Ausgangsposition: Stehen Sie mit Blick zur Wand, die Füße stehen ungefähr schulterbreit. Da dies keine Gleichgewichtsübung ist, können die Finger die Wand ruhig berühren. Die Knie sind komplett gestreckt.

Ausführung:

- Drücken Sie nun langsam die Fersen maximal nach oben, bis Sie nur noch auf den Zehenballen stehen. ❶
- Langsam die Fersen wieder ablassen, aber nicht ganz: Am Ende der Bewegung schweben die Fersen knapp über dem Boden in der Luft. ❷
- Anschließend erneut hochdrücken.

Dauer/Häufigkeit: 3–4-mal so viele Wiederholungen, wie Sie können.

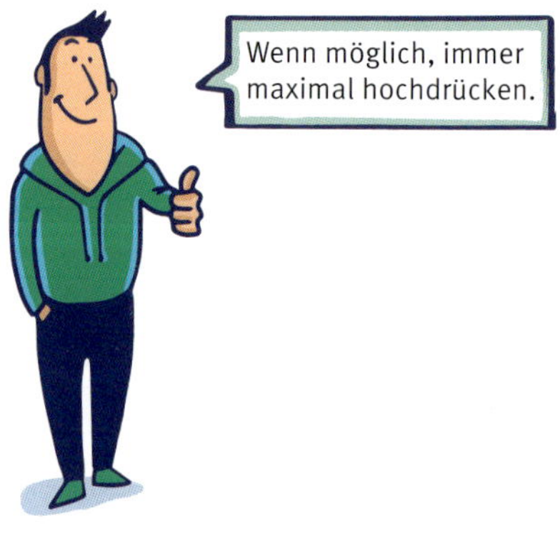

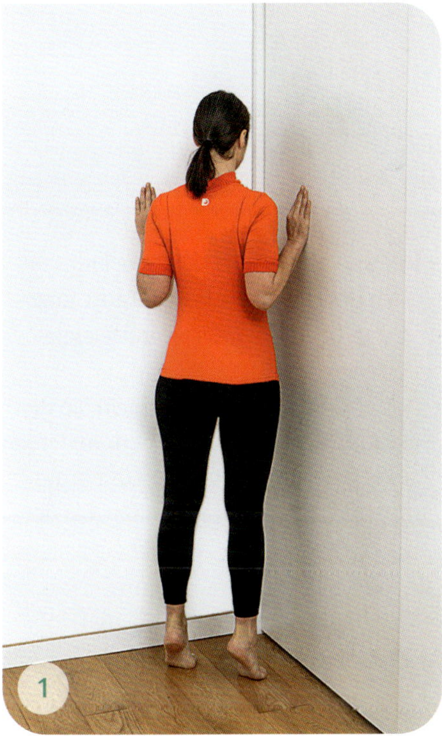
1

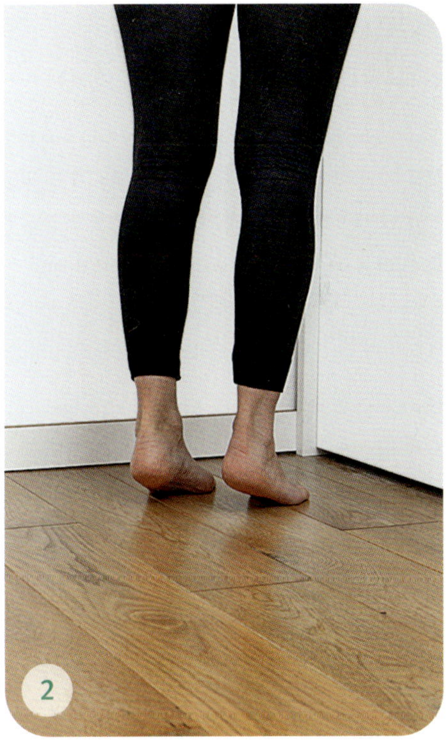
2

Schulter: Innen-/Außenrotation – Gummiband

» Die Drehung der Schulter findet nun mit Widerstandsband statt. Nehmen Sie ein Band, welches nicht zu stramm ist. Trainieren Sie nach außen und nach innen.

Darum geht es: Jetzt wird die Rotatorenmanschette dynamisch, also mit Bewegung trainiert.

Hinweis: Wichtig sind die Reihenfolge und die korrekte Haltung während der Übung. Die Streckung in der Brustwirbelsäule und das Zurückziehen des Schultergürtels bilden das Fundament für eine gute Kraftentwicklung im Gelenk.

Ausgangsposition: Stehen Sie sehr aufrecht – stolze Brust. Die Arme hängen locker neben dem Körper. Winkeln Sie nun einen Ellenbogen um 90° an (Hand auf Höhe Ellenbogen). Das Gummiband ist auf Höhe der Hand befestigt, beispielsweise in einer Tür eingeklemmt.

Ausführung:

- Drücken Sie den Oberarm leicht an den Körper heran, um eine gute Basisspannung aufzubauen.
- Gehen Sie langsam seitwärts, bis genug Spannung auf dem Band ist.
- Innenrotation: Jetzt den Arm langsam nach innen drehen, bis die Faust ungefähr auf Höhe der Körpermitte angekommen ist. ❶
- Außenrotation: Hierfür drehen Sie den gesamten Körper um 180° zur anderen Seite. Bewegen Sie für die Außenrotation den Arm nun nach außen, bis der Unterarm zur Seite zeigt. ❷

Dauer/Häufigkeit: Jede Seite 3-mal 15 Wiederholungen.

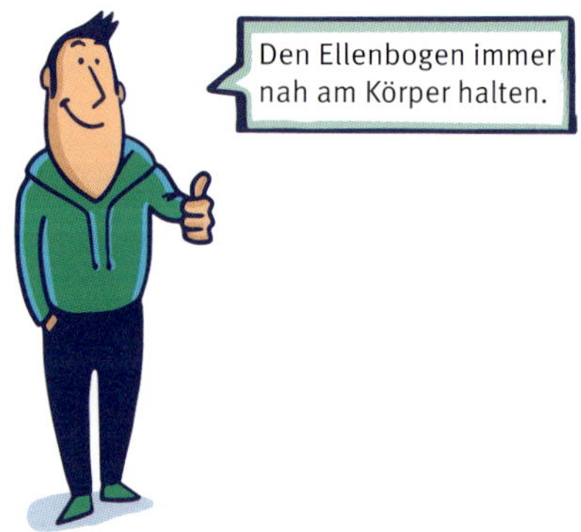

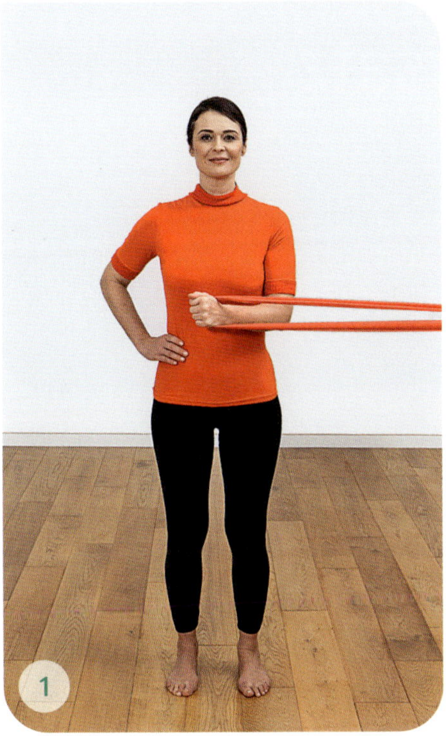
1

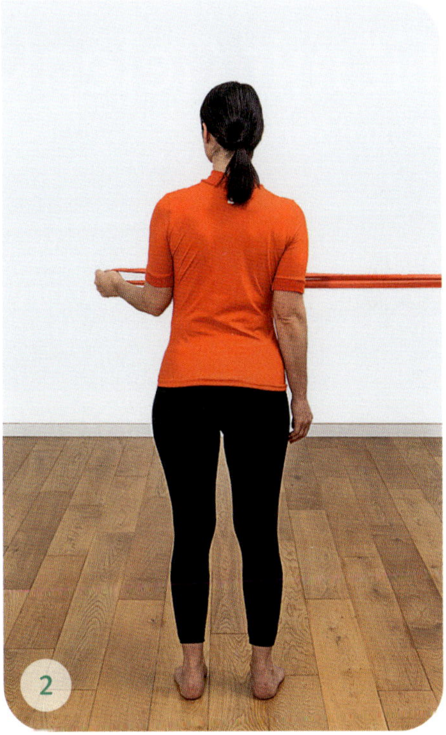
2

Fit mit Gelenkersatz

Manuel Mattes

Auch künstliche Gelenke wollen bewegt werden. Dieser Exkurs zeigt Ihnen Möglichkeiten zur Koordinations- und Beweglichkeitsschulung. Hier bekommen Sie »Bewegungssnacks« für unterwegs.

Kleines Knie-Programm

Diese Übungen passen in jeden Alltag! Die ersten beiden dienen der Beweglichkeit, bei Übung 3 wird die gesamte Bein- und Rumpfmuskulatur gefordert.

Kniebeugung im Ausfallschritt

Sie stehen im Ausfallschritt vor einem Stuhl, Ihr betroffenes Bein steht auf der Sitzfläche. Bewegen Sie nun Ihr Knie möglichst weit in Richtung Stuhllehne ❶. Halten Sie die Position wenigstens 30 Sekunden und wiederholen Sie dies dreimal.

Kniestreckung im Sitz

Sie sitzen auf einem Stuhl, das zu trainierende Bein ist leicht gebeugt. Ihre Hände umfassen den Oberschenkel direkt oberhalb der Kniescheibe. Strecken Sie dann Ihr Knie aktiv durch und geben Sie über Ihre Hände zusätzlich einen Druck nach unten Richtung Boden ❷. Halten Sie die Streckung wieder mindestens 30 Sekunden in drei Durchgängen.

Kniebeuge mit Einkaufstaschen

Nehmen Sie zwei leicht gefüllte Einkaufstaschen mit Tragegriff zur Hand. Ausgehend von einem aufrechten Stand gehen Sie in eine Kniebeuge, bis die Tüten den Boden und Ihr Gesäß den Stuhl berühren ❸. Kommen Sie dann in die Ausgangsposition zurück. Nach drei Sätzen mit 15–20 Wiederholungen sollten Sie eine Ermüdung in Ihren Beinen spüren.

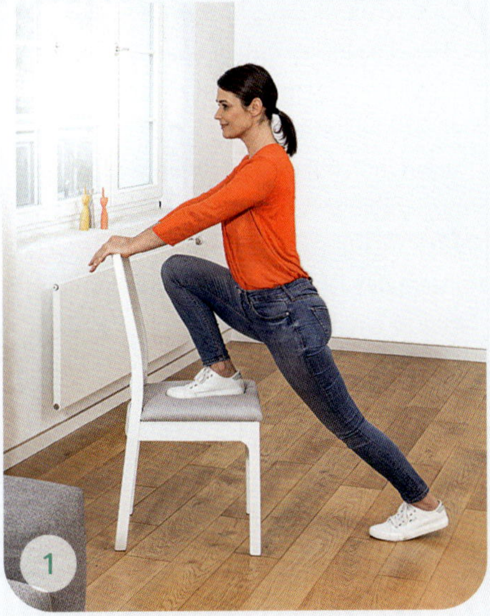

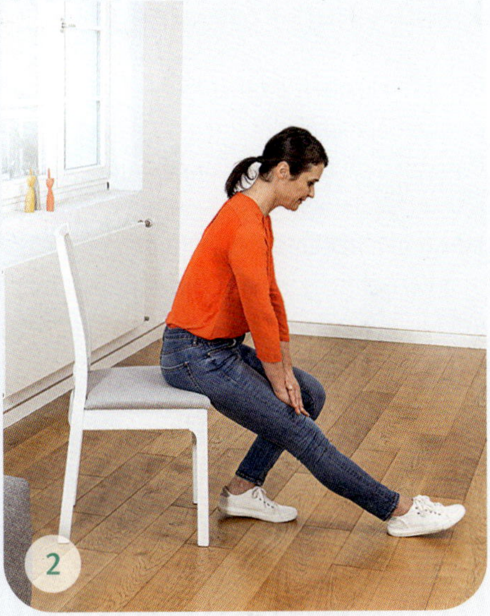

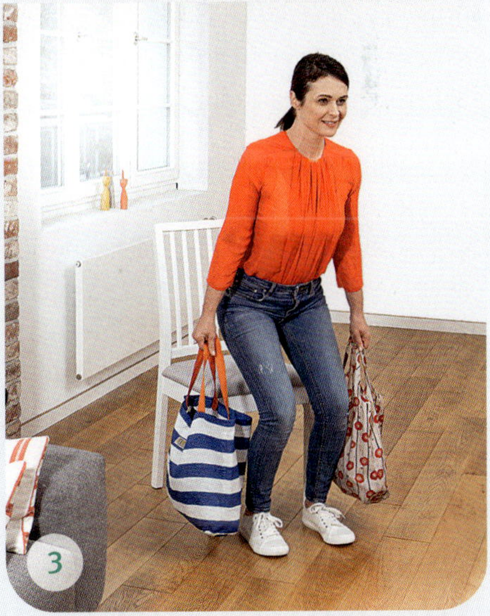

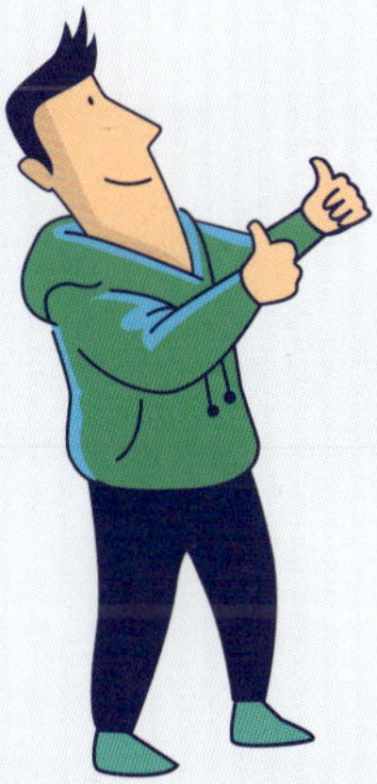

Kleines Hüft-Programm

Ob auf der Arbeit oder zuhause: Schnappen Sie sich einen Stuhl, ein kleines Handtuch und eine Box oder einen kleinen Hocker. Wollen Sie Ihre Beweglichkeit verbessern, machen Sie die Übungen täglich und bei Schmerzfreiheit sogar mehrmals am Tag.

Hüftbeugung im Sitz

Stellen Sie einen 10–20 cm hohen Gegenstand, zum Beispiel einen Karton, vor Ihren Stuhl. Nehmen Sie sitzend eine möglichst aufrechte Position ein und setzen Sie abwechselnd Ihren rechten und linken Fuß auf den Gegenstand ❶. Führen Sie 15 Wiederholungen pro Seite in drei Durchgängen aus.

An- und Abspreizen im Sitz

Im aufrechten Sitz legen Sie ein Handtuch um Ihre Oberschenkel-Innenseite und halten dieses mit der gleichseitigen Hand unter Spannung nach außen. Der Fuß hat keinen Kontakt zum Boden. Bewegen Sie nun Ihr Bein im Sitz weitmöglichst nach außen ❷. Führen Sie daraufhin das Bein gegen leichten Widerstand des Handtuchs in die Ausgangsposition zurück. Streben Sie 10 Wiederholungen in drei Sätzen an.

Boden wischen nach hinten

Halten Sie sich an einem Stuhl fest. Stellen Sie sich mit einem Fuß auf ein Tuch. Schieben Sie das betreffende Bein unter leichtem Druck möglichst weit nach hinten ❸. Kurze Pause und dann in die Ausgangsposition zurück. Achten Sie dabei auf eine aufrechte Haltung des Oberkörpers. Absolvieren Sie 3-mal 10 Wiederholungen.

Boden wischen zur Seite

Stellen Sie sich nun seitlich zum Stuhl und wischen Sie mit dem Bein nach außen. Schieben Sie den Fuß so weit, wie die Hüfte es zulässt, und bleiben Sie stabil auf dem anderen Bein ❹.

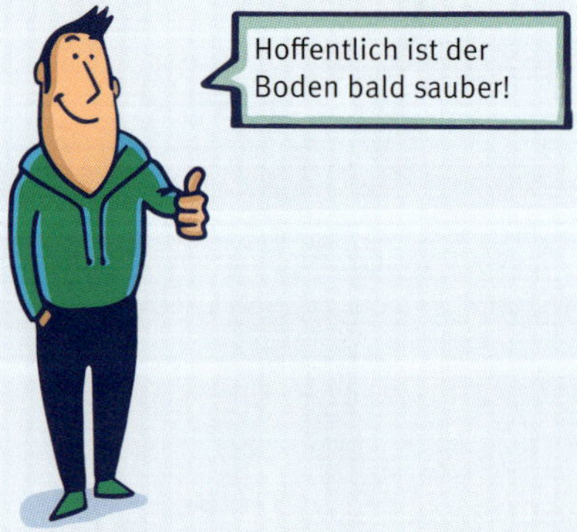

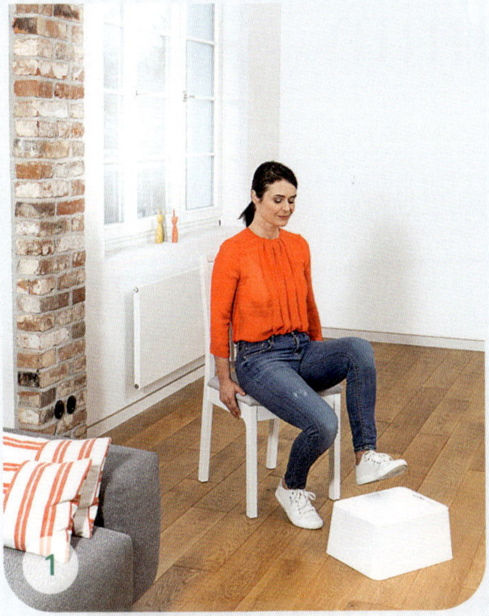
1

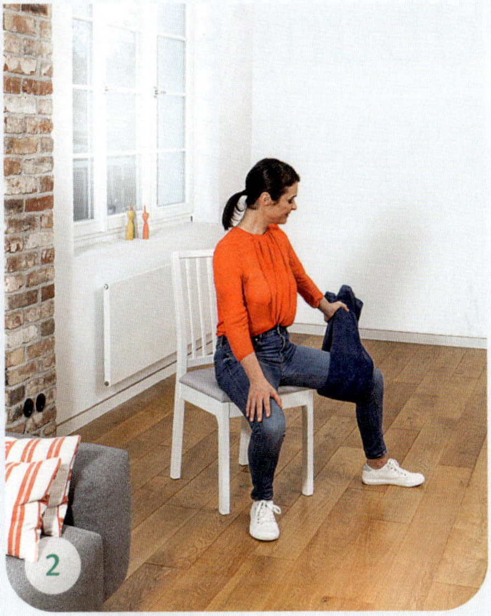
2

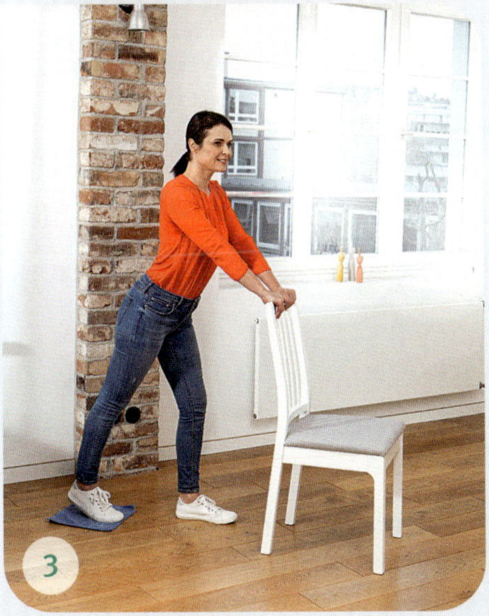
3

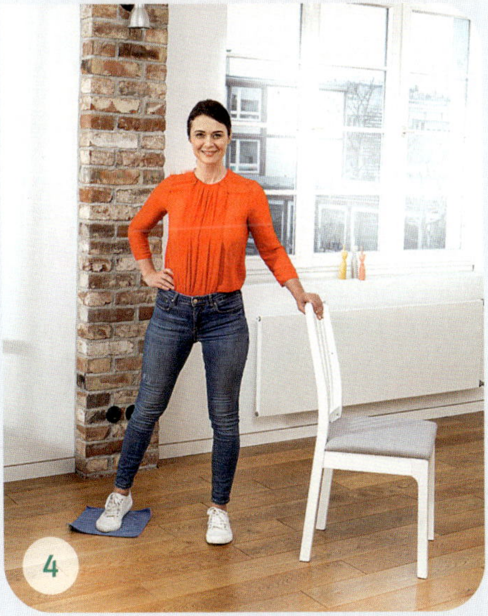
4

Übungsprogramm Experten

In diesem Kapitel finden Sie die anspruchsvollsten Übungen. Sie erfordern Kraft und Koordination und werden Ihnen sicher den ein oder anderen Muskelkater bescheren. Die meisten Übungen bauen auf denen im Fortgeschrittenen-Kapitel auf.

Die Übungen für Experten sind etwas für Sie, wenn:

- Sie die Übungen aus dem vorherigen Programm bereits 4 Wochen absolviert haben.
- die Übungen aus dem gelben Programm keine Beschwerden auslösen.
- Sie den kleinen Kraft-Check (Seite 26) gemacht haben und 9 Punkte erreicht haben.
- Sie bereits regelmäßig ein allgemeines Fitness-Training absolvieren.

Da es jetzt ein wenig anspruchsvoller wird, sollten Sie sich mit leichteren Übungen aufwärmen: »Kniebeuge 1 – Wandsitz« (Seite 38) und »Muschel 1« (Seite 36) bieten sich an.

Sturzprävention ist Gelenkschutz

Ungefähr 25 % der Hüftprothesen werden nach einem Bruch des Oberschenkelhalses eingesetzt. Meistens bricht dieser Teil des Hüftgelenkes durch einen

Sturz und zusätzlich aufgrund geringer Knochendichte. Vorbeugung mit einer Kombination aus Gleichgewichts- und Krafttraining ist die beste Methode, Knochen stabil zu machen und Gelenke zu schützen. Gezielte Anregungen dürfen Sie sich aus unserem Buch »Der kleine Coach bei Schwindel- und Gleichgewichtsstörungen« holen.

Mythen rund um Arthrose

Lassen Sie uns noch ein paar »alte Zöpfe abschneiden« – also mit verbreiteten falschen Meinungen aufräumen.

Ich brauche ein Röntgenbild oder eine MRT-Aufnahme

Es gibt KEINEN überzeugenden Zusammenhang zwischen Beschwerden und strukturellen Veränderungen, welche mittels bildgebender Verfahren dargestellt werden. Diese sollen auch nicht zur Diagnose der Arthrose dienen.

Mehr Schmerz ≠ mehr Schädigung

Leider ist Schmerz ein extrem komplexes Geschehen, von sehr vielen Faktoren beeinflussbar und steht NICHT im Verhältnis zur Gewebeschädigung.

Training und Belastung schädigen

Genau das Gegenteil stimmt, gezieltes Training ist die beste Therapie. Selbst Joggen ist in fast jedem Alter und mit Arthrose möglich.

Medikamente helfen am besten gegen Schmerzen

Übersichtsarbeiten zeigen, dass Trainingstherapie die größte Schmerzreduktion und Funktionsverbesserung bringt. Bei Übergewicht ist die Reduktion von Körperfett ein sehr wichtiger Faktor für die Vorbeugung gegen Schmerzen und für deren Reduzierung.

Arthrose ist ein Gelenkverschleiß und das Gelenk muss ersetzt werden

Das Bild eines Verschleißes ist nicht passend, es handelt sich eher um ungünstige Stoffwechselvorgänge. Durch therapeutisch überwachte systematische Trainingsprogramme können Arthrosebeschwerden deutlich reduziert werden. Auch bei ursprünglich starken Beschwerden entscheidet sich über die Hälfte der Trainierenden anschließend, Operationen für einen Gelenkersatz zu verschieben.

Rumpfstabilisation 3 – Unterarmstütz Beine gestreckt

» Nun kommen wir zur klassischen »Plank«. Stellen Sie sich vor, der Körper stünde neutral: Dieselbe Position sollte er nun auch im Unterarmstütz einnehmen.

Darum geht es: Im Fortgeschrittenen-Programm können Sie schon die tiefe Bauchmuskulatur aktivieren. Diese Übung trainiert intensiv die vordere Muskelkette.

Hinweis: Achten Sie darauf, das Gesäß tief zu lassen, im Rücken aber nicht durchzuhängen.

Ausgangsposition: Sie starten in der Bauchlage. Stützen Sie sich auf die Unterarme, die Fußspitzen sind aufgestellt und die Knie gestreckt. Das Gesäß ist so tief, dass Sie Spannung im Bauch spüren. ❶

Ausführung:

- Stufe 1: Nur die Spannung halten.
- Stufe 2: Im Wechsel ein Bein aus der Hüfte leicht vom Boden abheben. ❷

Dauer/Häufigkeit: 15–20 Sekunden halten oder jedes Bein 10-mal abheben. Insgesamt 2–3 Durchgänge.

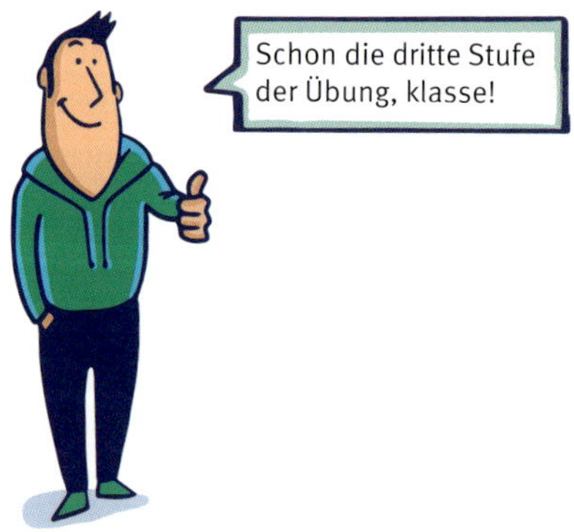

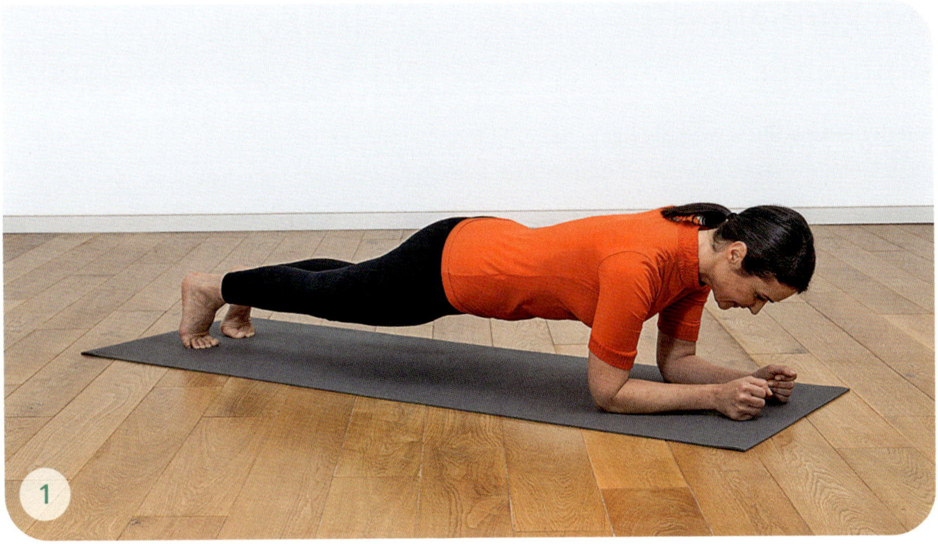

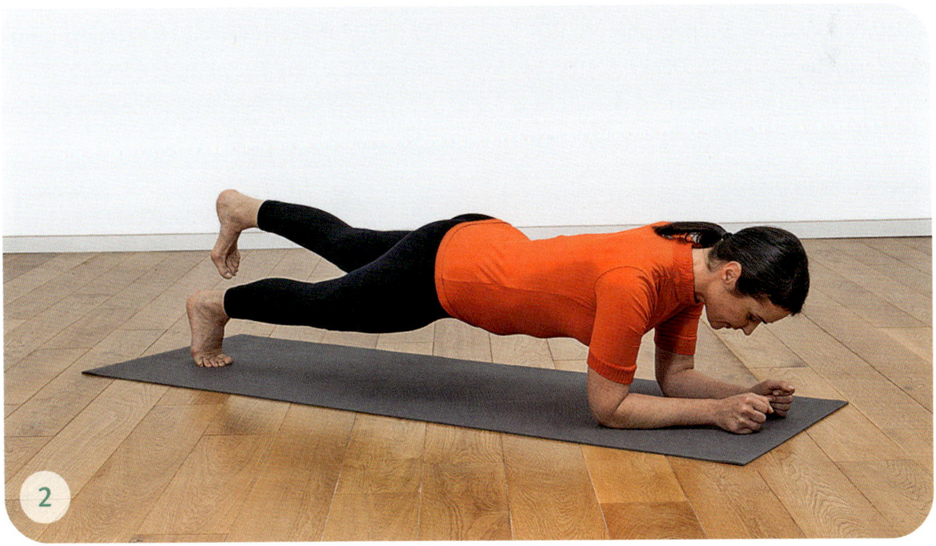

Beckenheben 3 – einbeinig

» Auf der dritten Stufe wird die Beckenstabilität noch mehr gefordert. Einbeinig ist es mehr als doppelt so schwer.

Darum geht es: Da das Becken nun allein von der Standbeinseite stabilisiert werden muss, hat die tiefe Gesäßmuskulatur noch mehr zu tun.

Hinweis: Oft sinkt sehr schnell die Spielbeinseite (gestrecktes Bein) nach unten ab. Versuchen Sie, das Becken immer horizontal zu halten.

Ausgangsposition: Sie beginnen in Rückenlage, die Arme zur Decke gestreckt. Ein Bein ist aufgestellt und das andere komplett gestreckt. Beide Knie sind auf einer Höhe. ❶

Ausführung:

- Heben und senken Sie nun Ihr Becken langsam und gleichmäßig.
- Das Becken geht dabei so weit nach oben zur Decke, wie Sie können, ohne zu viel Spannung im Rücken. ❷

Dauer/Häufigkeit: 4-mal 10 Wiederholungen je Seite mit 30 Sekunden Pause.

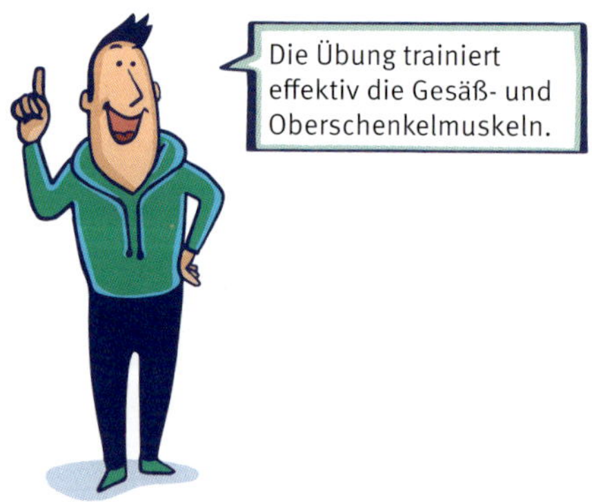

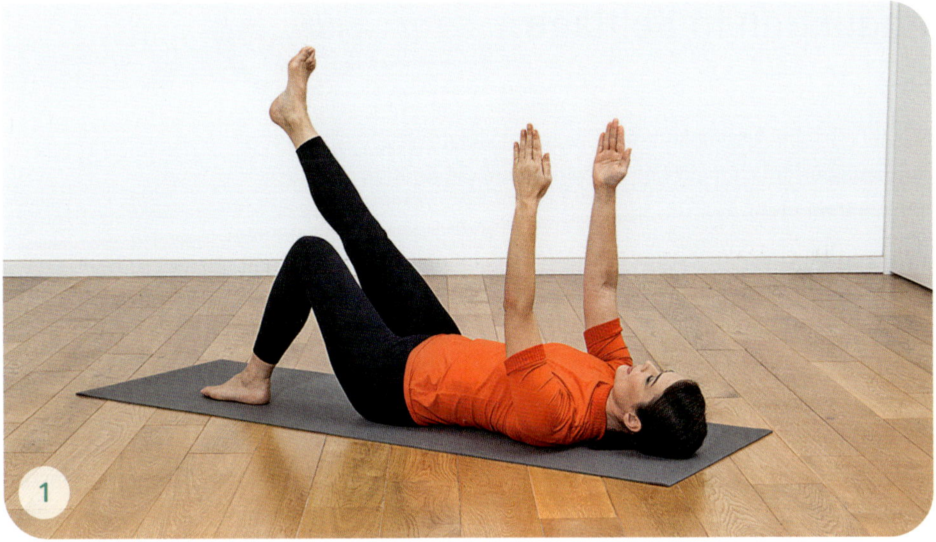

1

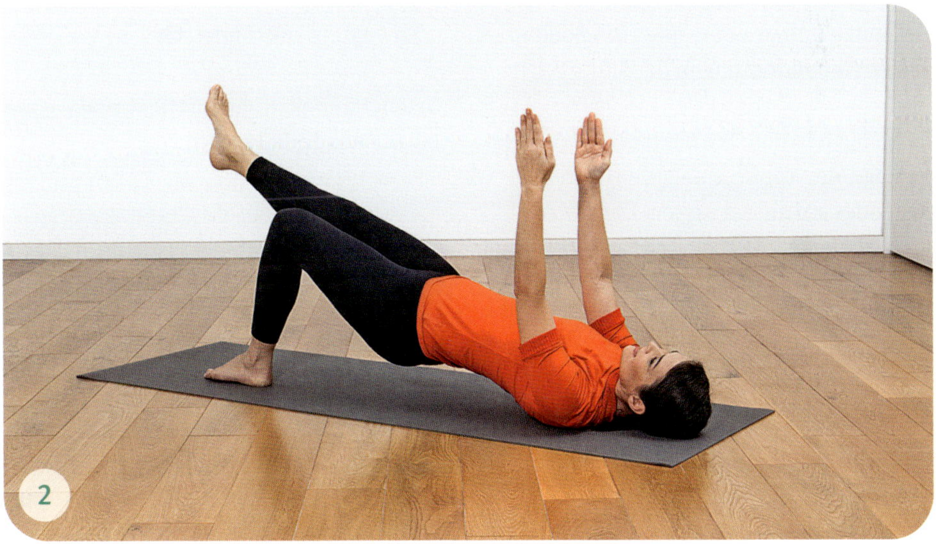

2

Abduktion in Seitlage

» Mit der Muschel-Übung konnten Sie schon viel erreichen. Diese Bewegung erfordert mehr Konzentration, um die richtige Muskulatur zu trainieren.

Darum geht es: Wenn das Bein gestreckt ist, ist der Hebel länger und die Übung wird anstrengender. Ebenso werden zusätzliche Muskeln aktiv und in der Luft muss mehr stabilisiert werden.

Hinweis: Achten Sie darauf, dass das Bein immer in einer Linie mit dem Körper oder sogar ein wenig weiter hinten bleibt (Hüftstreckung). Ebenso sollte die Fußspitze immer ein wenig zum Boden zeigen (Innendrehung in der Hüfte).

Ausgangsposition: Sie beginnen in Seitlage, der Kopf ruht auf dem unteren Arm oder auf einem Kissen. Das untere Bein ist angewinkelt, das obere Becken ist nach vorne gedreht, die obere Hand liegt darauf. Das obere Bein ist gestreckt und die Fußspitze angezogen. ❶

Ausführung:

- Bewegen Sie langsam das obere, gestreckte Bein in einer Ebene zum restlichen Körper nach oben und wieder tief.
- Das Bein nur so weit nach oben bewegen, dass an der Hand am Becken keine Bewegung stattfindet. ❷

Dauer/Häufigkeit: Jede Seite 4-mal 10–12 Wiederholungen.

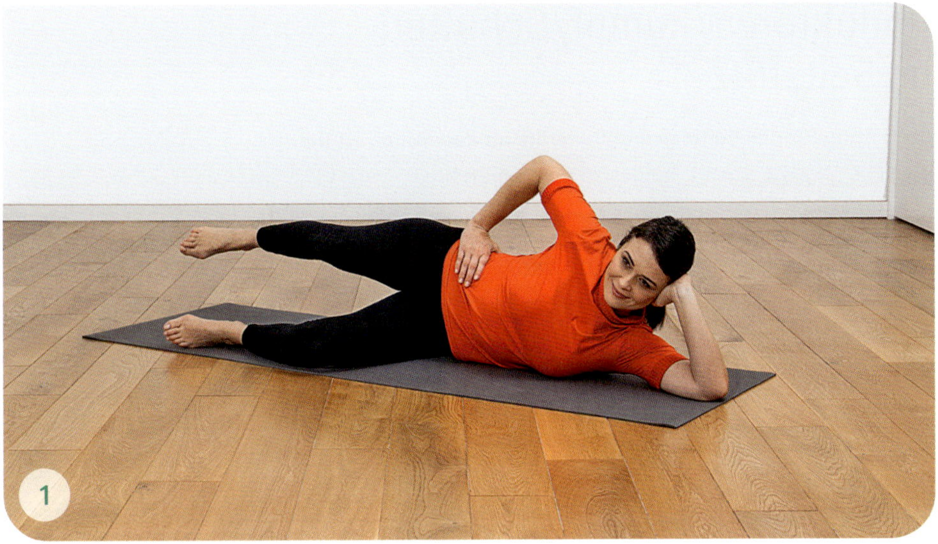
1

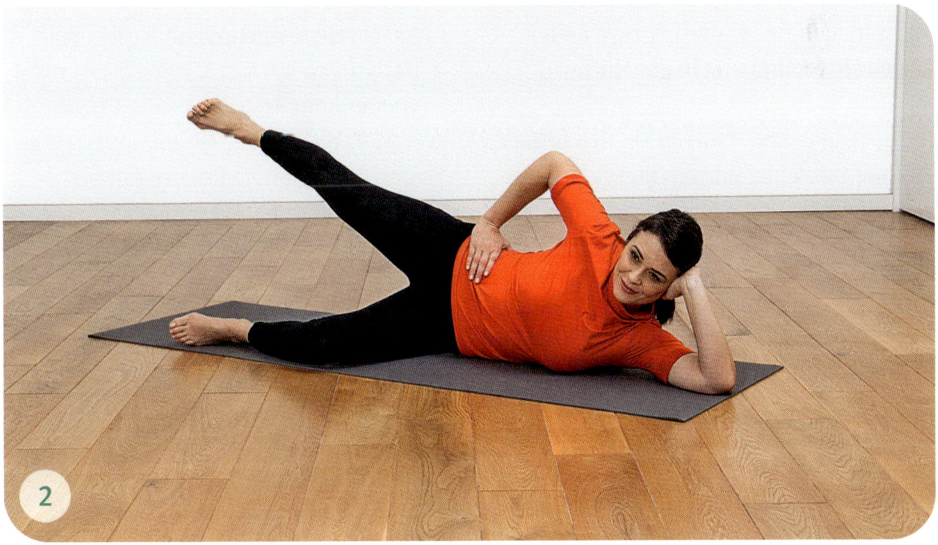
2

Abduktoren/Rumpf/Schulter: Im Seitstütz

» Nach Abduktion in Seitlage und Seitstütz für den Rumpf ist der logische nächste Schritt, beides zu kombinieren.

Darum geht es: Hier wird wirklich alles gefordert: Die Schulter stützt, die Körpermitte stabilisiert und auch das untere Bein muss mit der Gesäßmuskulatur viel mithelfen.

Hinweis: Achten Sie darauf, dass das obere Bein immer in einer Linie mit dem Körper oder sogar ein wenig weiter hinten bleibt (Hüftstreckung). Ebenso sollte die Fußspitze immer ein wenig zum Boden zeigen (Innendrehung in der Hüfte).

Ausgangsposition: Stützen Sie sich in Seitlage auf Ihren Ellenbogen (dieser befindet sich direkt unter der Schulter, die Hand liegt auf dem Boden) und bringen Sie die Hüfte nach oben. Die obere Hand ist auf dem oberen Becken abgelegt. Wenn Sie die Kraft haben, strecken Sie die Beine, sodass Schulter, Hüfte, Knie und Fußgelenke eine Linie bilden. ❶

Ausführung:
- Heben Sie das obere Bein langsam Richtung Decke an. ❷
- Bleiben Sie mit dem Bein in einer Ebene mit Ihrem Körper. Wenn Sie das Bein nach unten bewegen, legen Sie es nicht wieder komplett ab.

Dauer/Häufigkeit: Jede Seite 4-mal 10–12 Wiederholungen.

VARIANTE

Leichter ist die Übung, wenn Sie das untere Bein im Kniegelenk gebeugt lassen.

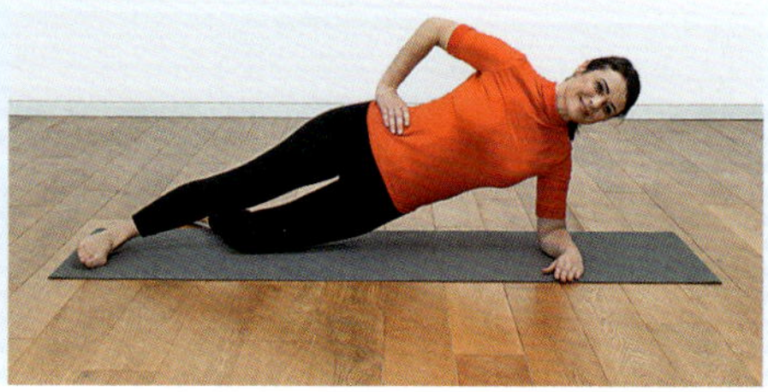

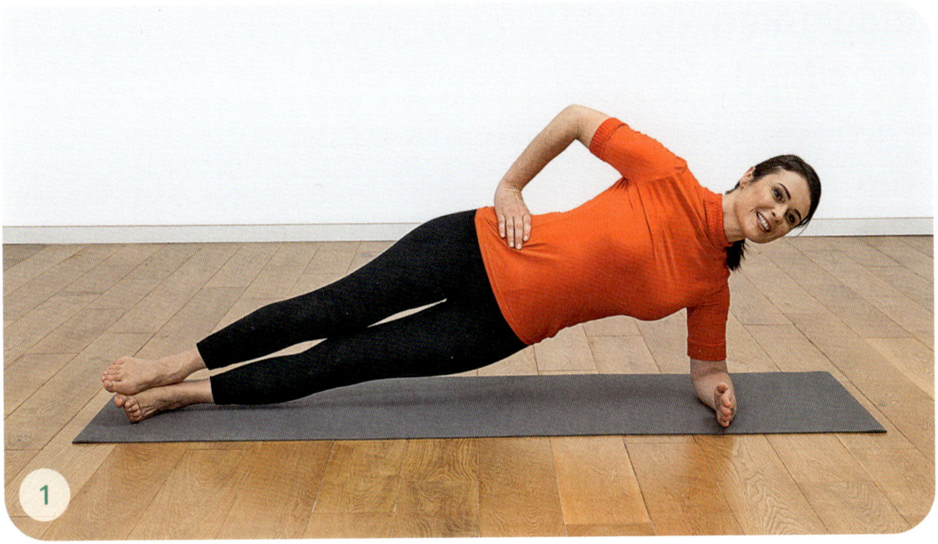

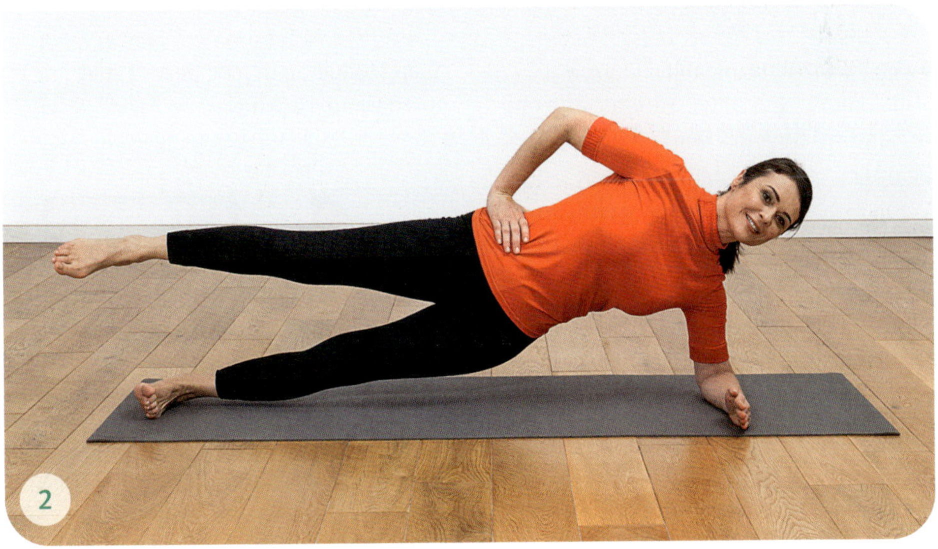

Adduktoren: Im Seitstütz

» Für die Oberschenkelinnenseite nun die anspruchsvollste Stufe.

Darum geht es: Die Innenseite der Oberschenkel gezielt zu trainieren ist gar nicht so einfach. Dafür braucht es nun eine anspruchsvollere Ausgangsstellung.

Hinweis: Am Anfang kann die Übung ein wenig auf der Innenseite des Kniegelenks zwicken. Dies ist die Stelle, an der die Adduktore ansetzen, und oft ist der höhere Zug dort einfach ungewohnt.

Ausgangsposition: Starten Sie im Seitstütz (Ellenbogen unter Schulter und obere Hand am Becken). Der Fuß des oberen Beins liegt auf der Sitzfläche eines Stuhls. Wenn es sich am Fuß unangenehm anfühlt, legen Sie ein Kissen unter. Drücken Sie das Becken hoch, lassen Sie aber den unteren Fuß noch abgelegt. ❶

Ausführung:

- Bewegen Sie langsam den unteren Fuß in Richtung der Sitzfläche. Lassen Sie dabei das untere Bein möglichst gestreckt. ❷
- Versuchen Sie, das Becken immer auf Höhe der Sitzfläche zu halten.

Dauer/Häufigkeit: Jede Seite 4-mal 8–10 Wiederholungen.

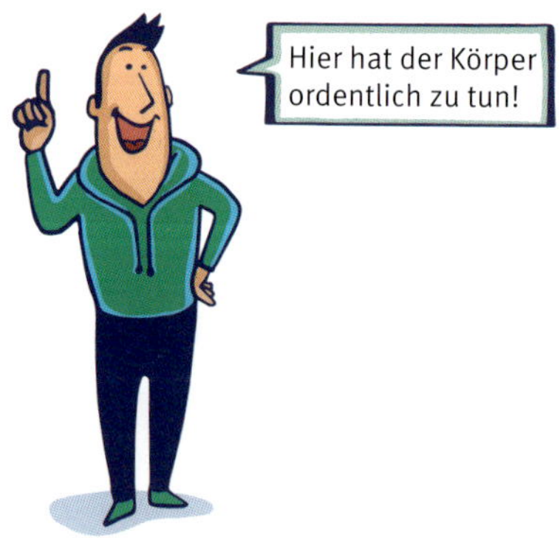

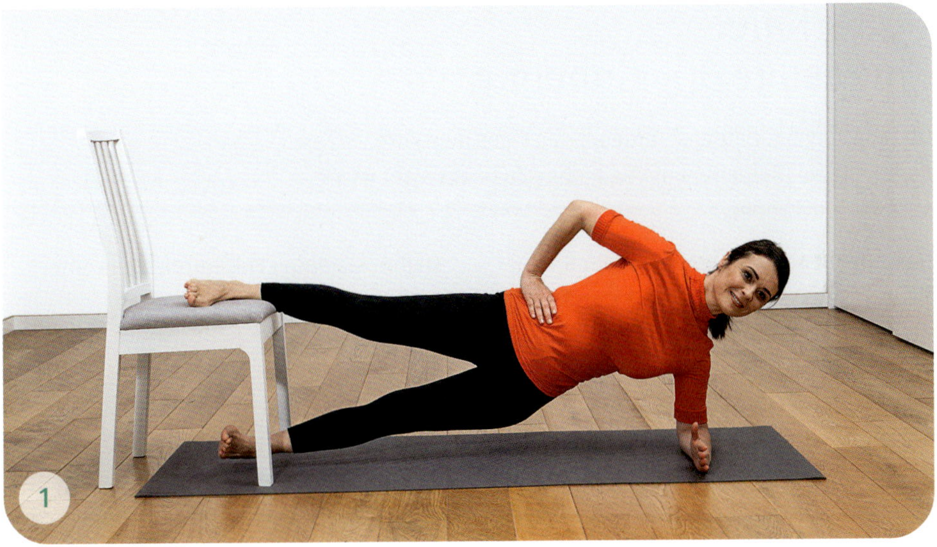

1

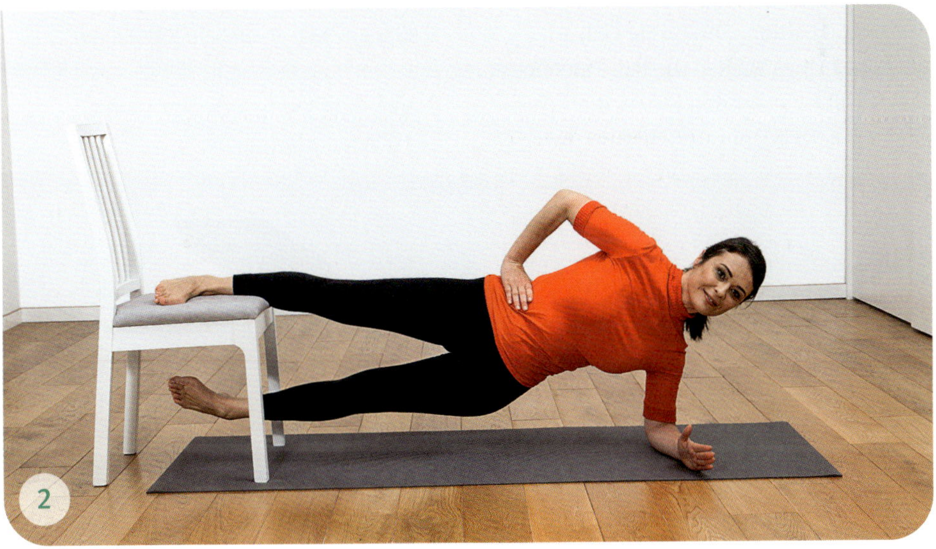

2

Hüfte/Knie: Kniebeuge 3 – einbeinig

» Diese Übung baut auf der »Kniebeuge 2« aus dem Fortgeschritten-Kapitel (Seite 62) auf. Auch ohne Zusatzgewicht ist sie sehr anspruchsvoll.

Darum geht es: Einbeinig ist mehr Stabilität gefordert. Dadurch müssen zusätzlich die tiefen Gesäßmuskeln mehr arbeiten.

Hinweis: Halten Sie das Knie stets in der Mitte über dem Fuß und versuchen Sie, das Gesäß maximal weit nach hinten zu bewegen. Der Rücken bleibt möglichst durchgestreckt.

Ausgangsposition: Setzen Sie sich an die Kante eines Stuhls. Die Füße stehen schulterbreit unter den Knien, die Arme sind vor dem Körper verschränkt. Nun stellen Sie einen Fuß mindestens eine Fußlänge weiter nach vorne. ❶

Ausführung:

- Stehen Sie in Zeitlupe, ganz langsam, auf. ❷
- Setzen Sie sich ebenso langsam wieder hin, ohne die Spannung in den Beinen zu verlieren.
- Wenn Sie kaum hochkommen, legen Sie sich ein Kissen auf die Sitzfläche.

Dauer/Häufigkeit: Jede Seite 4-mal 8–10 Wiederholungen.

VARIANTE

Sie schaffen mehr als 15 Wiederholungen mit beiden Füßen am Boden? Dann halten Sie den vorderen Fuß in der Luft, über dem Boden.

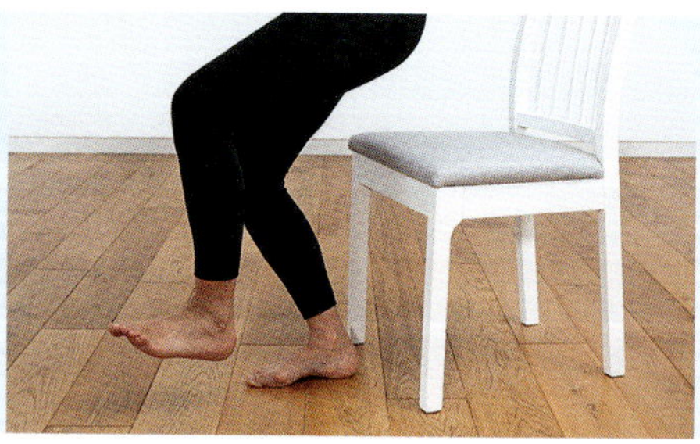

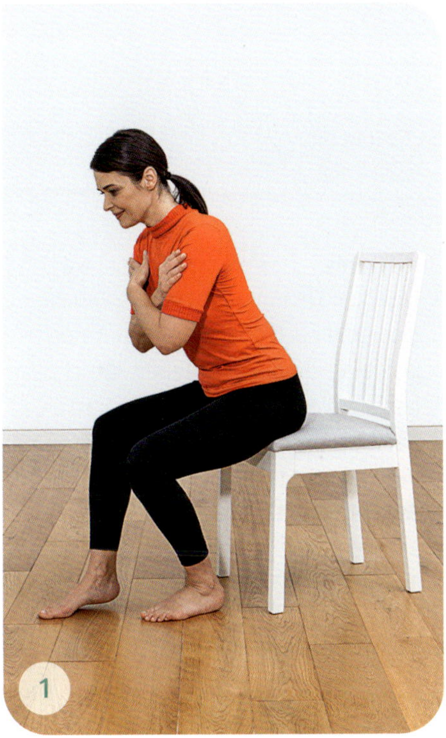
1

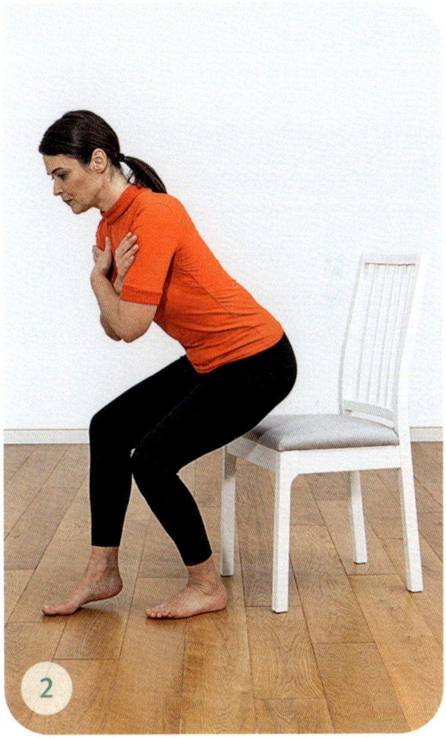
2

Füße: Fersenheben 2 – einbeinig

» Wie im Fortgeschrittenen-Kapitel, nur noch anspruchsvoller für die Waden.

Darum geht es: Wenn nach der beidbeinigen Variante keine Beschwerden im Gelenk aufgetreten sind, sollte es anstrengender werden. Einbeinig wird auch mehr Gleichgewicht gefordert, was andere, tieferliegende Muskeln mit aktiviert.

Hinweis: Bei dieser Übung ist es wichtig, nicht zu schnell aufzuhören, wenn es anstrengend wird. Wenn die Wadenmuskulatur müde wird, fühlt sich das nicht sehr angenehm an; um einen Effekt zu erzielen, versuchen Sie trotzdem, noch ein paar Wiederholungen mehr zu machen.

Ausgangsposition: Stehen Sie mit Blick zur Wand auf einem Bein. Sie dürfen sich ruhig mit den Händen an der Wand stabilisieren. Das Knie des Standbeins ist komplett gestreckt.

Ausführung:

- Drücken Sie nun langsam die Fersen maximal nach oben, bis Sie nur noch auf den Zehenballen stehen. ❶
- Langsam die Fersen wieder ablassen, aber am Ende kurz über dem Boden in der Luft halten. ❷
- Anschließend erneut hochdrücken.

Dauer/Häufigkeit: 3–4-mal so viele Wiederholungen, wie Sie können, und dann die Seite wechseln.

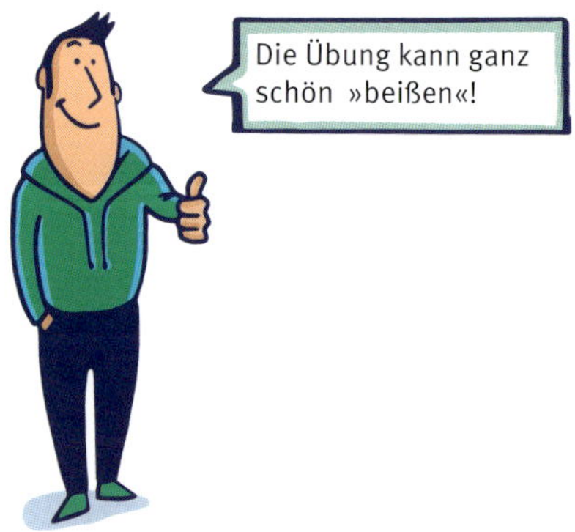

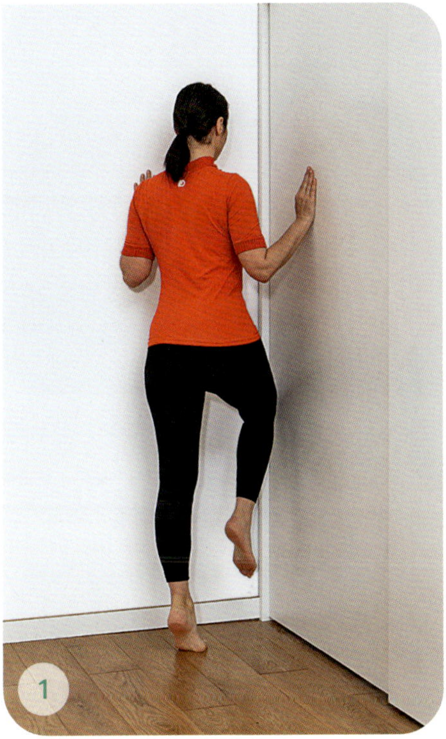
1

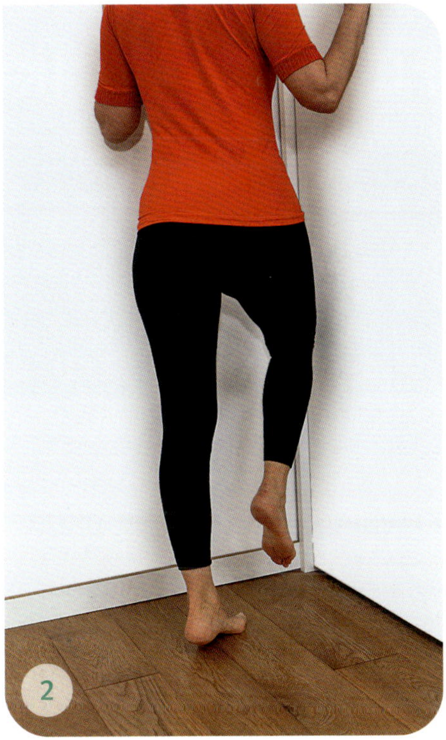
2

Fit beim Walking

Manuel Mattes

Walking mit Stöcken ist eine wunderbare Möglichkeit, Ihre Gelenke fit und belastbar zu halten. Mit etwas Kreativität lassen sich die Stöcke auch als Trainingsgerät für verschiedene Übungen verwenden.

Kniebeuge-Sprung 1

Ausgangsstellung ist ein hüft- bis schulterbreiter Stand. Von dort aus begeben Sie sich in eine leichte Kniebeuge-Position, während Sie mit beiden Händen Ihre Walking-Stöcke umgreifen. Drücken Sie sich jetzt mit Ihren Füßen fest vom Untergrund ab und springen Sie senkrecht nach oben. Die Stöcke bleiben dabei auf dem Boden. Landen Sie weich in einer leichten Kniebeuge. Führen Sie 10 Wiederholungen mit 3 bis 4 Durchgängen durch. Steigern können Sie die Übung, indem Sie nicht nur gerade nach oben springen, sondern einen kleinen Hüpfer nach vorne machen. Überholen Sie dabei mit beiden Füßen die Stöcke.

Ausfallschritt zu Einbeinstand 2

Starten Sie im Ausfallschritt. Heben Sie das hintere Bein ab und führen Sie es nach vorne und oben, sodass Sie im Einbeinstand stehen, der Oberschenkel des angehobenen Beins ist parallel zum Boden. Das Standbein ist nun vollständig in Knie und Hüfte gestreckt. Die Hände greifen während der gesamten Bewegung die Stöcke. Halten Sie diese Position eine Sekunde und gehen Sie daraufhin wieder in die Ausgangsstellung zurück. Steigerung: Halten Sie sich nur an einem Stock fest. Führen Sie die Übung 10–15-mal je Seite durch mit anschließendem Wechsel. 2 Sätze pro Seite sind ausreichend.

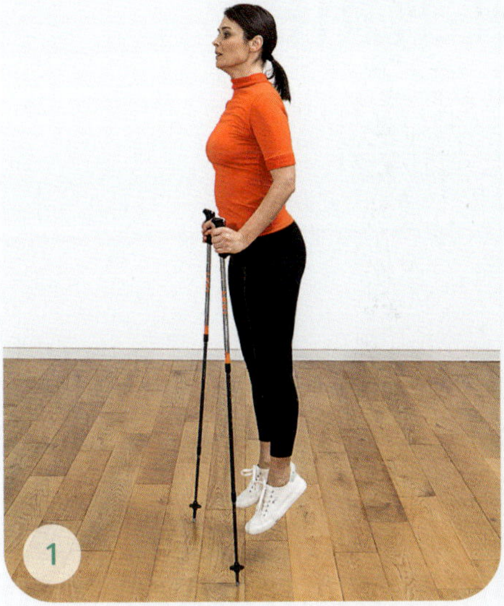

1

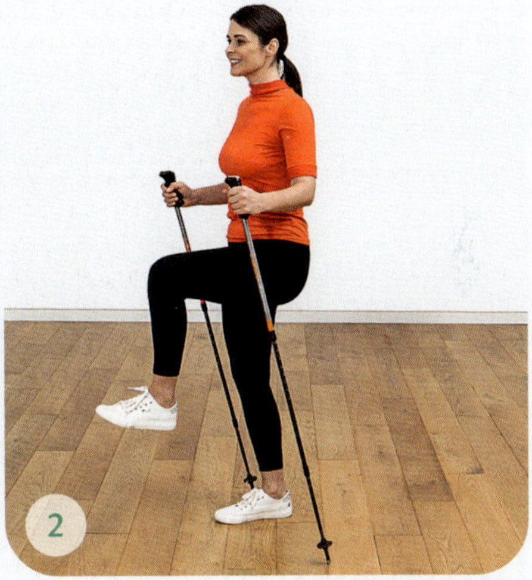

2

Hüftmobilisation im Einbeinstand 3

Stellen Sie sich auf ein Bein und halten Sie mit dem gleichseitigen Arm Ihren Stock. Führen Sie nun das andere Bein nach vorne, sodass die Hüfte und das Kniegelenk um ungefähr 90° gebeugt sind. In dieser Position bewegen Sie Ihr Bein so weit wie möglich nach außen. Halten Sie am Ende der Bewegung kurz inne und bewegen Sie dann das Bein wieder zurück.

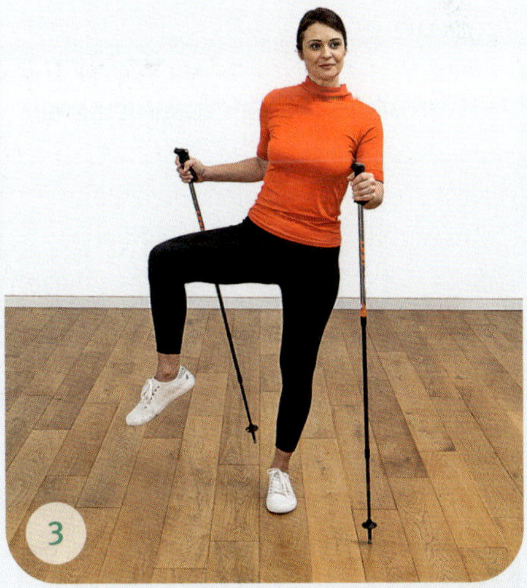

3

Übungen für stabile Knochen

Wie versprochen werden wir hier ein wenig näher auf das Thema Knochendichte und Osteoporose eingehen. Obwohl Arthrose und Osteoporose unterschiedliche Krankheitsbilder sind, können die folgenden Übungen bei beidem hilfreich sein.

Worum geht es?

Das Wort »Osteoporose« stammt aus der griechischen Sprache, der erste Teil des Wortes steht für Knochen. Die zweite Hälfte erinnert an das gebräuchliche »porös« – also löchrig – und genau darum geht es auch.

»Osteoporose« beschreibt einen Zustand, bei dem die Knochenstruktur nicht mehr so stabil ist, wie sie sollte. Wie fast jedes andere Gewebe im Körper ist auch der Knochen von ständigem Umbau betroffen. Die Knochen bestehen aus lebendigen Zellen, welche aufgrund verschiedenster Einflüsse ihre Aktivität ändern. Liegt eine Osteoporose vor, bauen bestimmte Zellen mehr Knochenmasse ab, als es gesund wäre.

Ab einem gewissen Punkt erhöht dieser Abbau das Risiko, einen Knochenbruch (Fraktur) zu erleiden. Dieses Risiko steigt mit dem Alter sehr stark und statistisch extrem steil an. An den Knochen der Wirbelsäule kann es bei Osteoporose bei normalen Alltagstätigkeiten bereits zu Frakturen kommen. Knochen wie der Oberschenkel oder die Unterarme brechen aufgrund von Osteoporose meist nach einfachen Stürzen im Haushalt.

Ab dem sechzigsten Lebensjahr steigt die Rate Betroffener deutlich an und ab siebzig Jahren weisen in Deutschland ungefähr 17 % der Männer und ungefähr 45 % der Frauen eine Osteoporose auf. Unter anderem werden hormonelle Veränderungen in den Wechseljahren für das höhere Risiko von Frauen verantwortlich gemacht.

Häufigster Grund für die geringere Knochendichte im Alter scheint aber eine gewisse körperliche Unterbelastung zu sein, teilweise in Verbindung mit nicht optimaler Ernährung. Sehr relevant ist ebenso der regelmäßige Konsum von Nikotin (Rauchen) und Alkohol. Bestimmte Medikamente, allen voran Kortison, tragen ebenso zum Abbau des Knochens bei. Natürlich gibt es leider auch seltene Erkrankungen, welche eine Osteoporose verursachen können.

Oft wird die mangelnde Dichte der Knochen erst nach einer Fraktur festgestellt. Zur Vorbeugung kann daher eine Messung der Knochendichte sinnvoll sein. Dies wird am häufigsten mithilfe der sogenannten DXA (Dual Energy X-ray Absorptiometry) gemacht. »X-ray« steht für dabei für Röntgenstrahlen. Hierbei werden an besonders häufig betroffenen Körperarealen Messungen erstellt und mit Standardwerten verglichen.

Was tun?

Wie auch bei der Arthrose bzw. Osteoarthritis ist in den meisten Fällen gezielte Bewegung das Mittel der Wahl. Oft wird als ärztliche Basistherapie Kalzium und Vitamin D_3 verordnet. Damit dies gut wirken kann, braucht es aber auch einen Belastungsreiz auf die betroffenen Knochen.

Wenn dies aus medizinischer Sicht freigegeben ist, ist es sinnvoll, auch leichte Sprünge einzubauen. Besonders das Abfangen des Körpers nach einem Hüpfer ist eine sehr alltagsnahe Übung. Wenn Sie beispielsweise im Alltag stolpern, müssen Sie auch in der Lage sein, den ganzen Körper plötzlich abzufangen.

Deshalb sind die folgenden Übungen speziell darauf ausgelegt. Keine Sorge, es wird zwar anspruchsvoll, aber Sie entscheiden, selbst wie weit – bzw. wie hoch – Sie gehen möchten.

Hüfte/Knie: Ausfallschritt 3 – kleiner Hüpfer

» Zum Ende hin eine wirklich anspruchsvolle Variante: Hier sind nun alle Fähigkeiten gefragt.

Darum geht es: Die Landung ist das Entscheidende. Durch das Auffangen des Körpers werden Muskeln, Gelenke und damit Knochen positiv gefordert.

Hinweis: Achten Sie darauf, dass das Knie des Standbeins immer in der Mitte über dem Fuß bleibt. Üben Sie auch hier am besten von einem Spiegel. Wenn die Muskulatur müde wird, wird es schwieriger werden, die Balance zu halten.

Ausgangsposition: Starten Sie in einem großen Ausfallschritt. Zur Sicherung des Gleichgewichts kann ein Arm in der Nähe einer Wand sein. ❶

Ausführung:

- Bewegen Sie sich langsam nach unten und schnell wieder hoch.
- Am Ende der Bewegung nach oben machen Sie einen kleinen Hüpfer auf der Stelle mit beiden Füßen. ❷
- Beim Abspringen bleiben die Knie gebeugt.

Dauer/Häufigkeit: 4 Sätze mit ungefähr 8 Wiederholungen pro Seite.

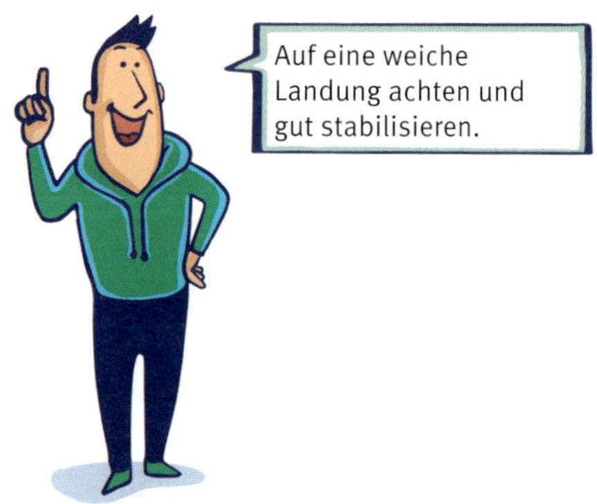

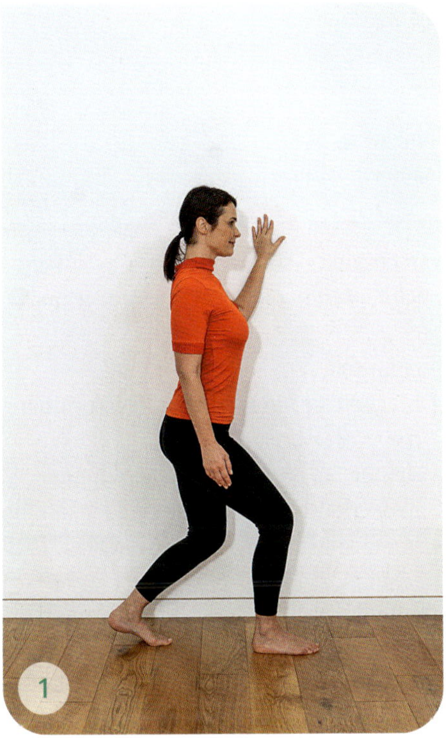
1

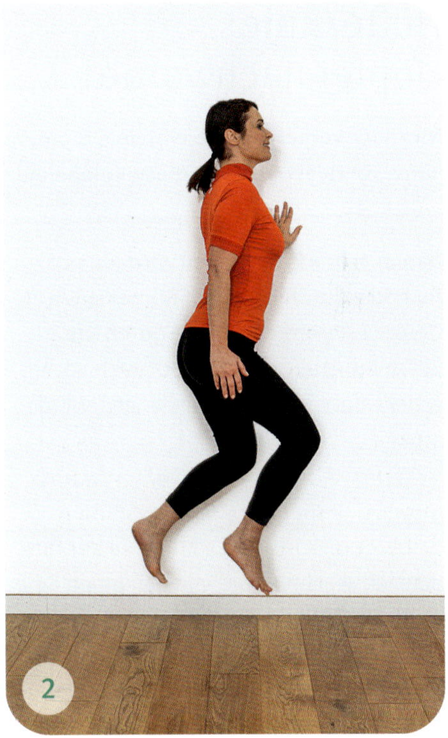
2

Hüfte/Knie: Hüpfer nach vorne

» Nun nach vorne – das kommt dem Stolpern im Alltag schon sehr nahe. Vor dem Hüpfer ist diese Kniebeuge die Ausgangsposition.

Darum geht es: Auch hier wird ein positiver Reiz für den ganzen Körper gesetzt. Gesteigert wird das Ganze durch die Beschleunigung des Körpers nach vorne, welche entsprechend abgefangen werden muss.

Hinweis: Besonders beim Einnehmen der Ausgangsposition sollten Sie auf Ihre Beinachse achten und vor sich einen Spiegel haben. Falls möglich, lassen Sie auch mal ein Video (Smartphone-Kamera) von Ihrer Übung machen und schauen Sie es sich in Zeitlupe an.

Ausgangsposition: Sie stehen hüftbreit, Ihr Widerstandsband liegt vor Ihren Füßen. Die Arme sind vor dem Körper verschränkt. Schieben Sie Ihr Gesäß weit nach hinten in die Kniebeuge-Position. ❶

Ausführung:

- Machen Sie einen kleinen Hüpfer über das Widerstandsband. ❷
- Achten Sie darauf, mit beiden Beinen gleichmäßig zu springen und zu landen.
- Versuchen Sie, möglichst weich zu landen.

Dauer/Häufigkeit: 4 Sätze 6–8 Sprünge.

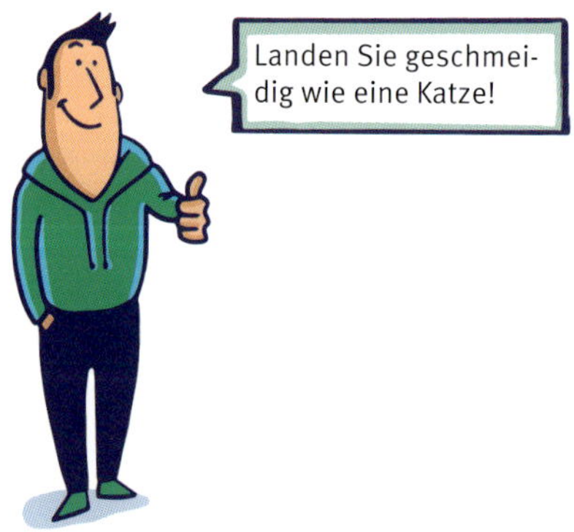

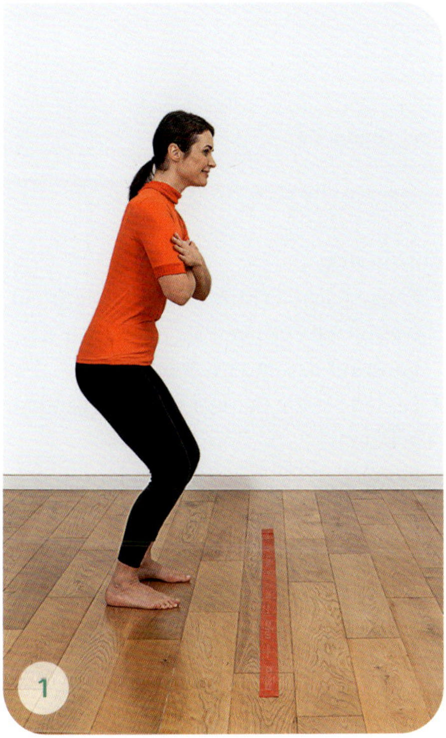
1

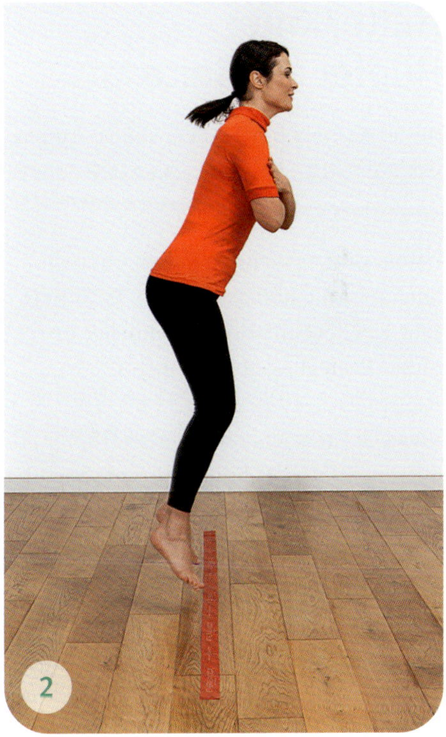
2

Hüfte/Knie: Hüpfer zur Seite

» Die letzte Steigerung ist ein kleiner Sprung zur Seite. Legen Sie das Gummiband nun zwischen Ihre Beine.

Darum geht es: Seitlich auf einem Bein landen ist die Königsdisziplin. Es fordert sehr viel Koordination, den Körper in dieser Bewegung abzubremsen.

Hinweis: Fangen Sie mit einem Hüpfer an. Später einfach das Spielbein weit hochziehen und die Entfernung steigern.

Ausgangsposition: Sie stehen im Einbeinstand. Das Spielbein (auf der Seite, zu der Sie springen) ist bereits leicht zur Seite vom Boden abgehoben. ❶

Ausführung:

- Beugen Sie das Knie des Standbeins ein wenig und springen Sie dann über das Band auf das andere Bein. ❷
- Lassen Sie die Beine auch beim Landen gebeugt.
- Versuchen Sie, weich zu landen.

Dauer/Häufigkeit: 4 Sätze 6–8 Sprünge.

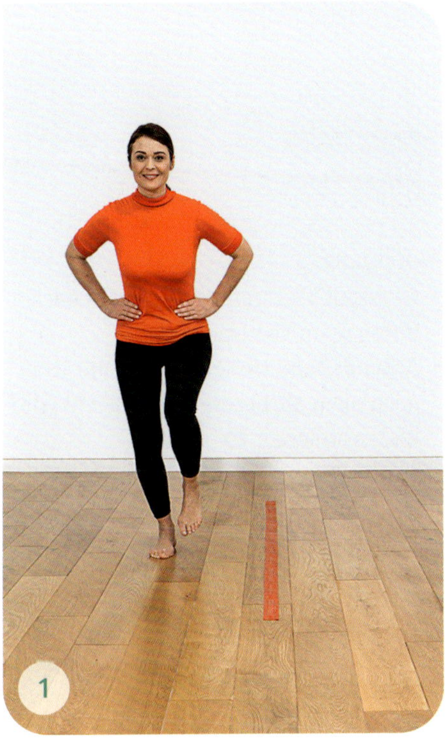
1

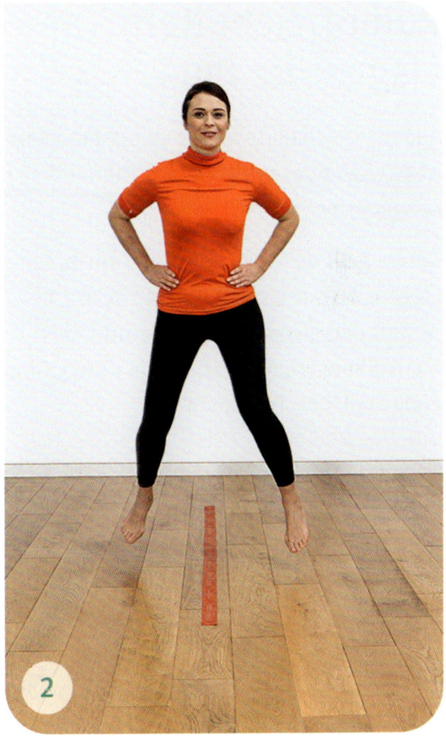
2

Rumpf/Schultern: Liegestütz Plus

» Auch Arme, Schultern und Rumpf brauchen reaktive Kraft. Keine Angst, Sie müssen dabei nicht hinter dem Rücken klatschen können.

Darum geht es: Am Ende eines normalen Liegestützes fest nach oben drücken, bis Sie mit den Händen abheben, und dies kontrolliert wieder auffangen. Klingt ganz einfach? Ist es aber nicht.

Hinweis: Durch das Abfangen am Ende der Bewegung wird die gesamte vordere Muskulatur gefordert und muss schnell abbremsen. Hier werden andere Muskelfasern aktiv als beim langsamen Training.

Ausgangsposition: Liegestütz-Position auf den Knien. Das Gesäß bildet eine Linie mit dem restlichen Körper. Unter den Knien liegt eine gefaltete Decke. ❶

Ausführung:

- Bewegen Sie Ihren Körper leicht nach unten (Arme beugen).
- Anschließend stoßen Sie sich mit Kraft nach oben ab, bis die Hände leicht vom Boden abheben. ❷
- Steigern können Sie nach Belieben: tiefer zum Boden runter oder weiter nach oben abdrücken.

Dauer/Häufigkeit: 4 Sätze 6–8 Wiederholungen.

VARIANTE

Ist die Version am Boden zu anspruchsvoll? Versuchen Sie es zuerst an der Wand im Stehen. Machen Sie leichte Liegestütze und stoßen Sie sich dann vorsichtig von der Wand ab.

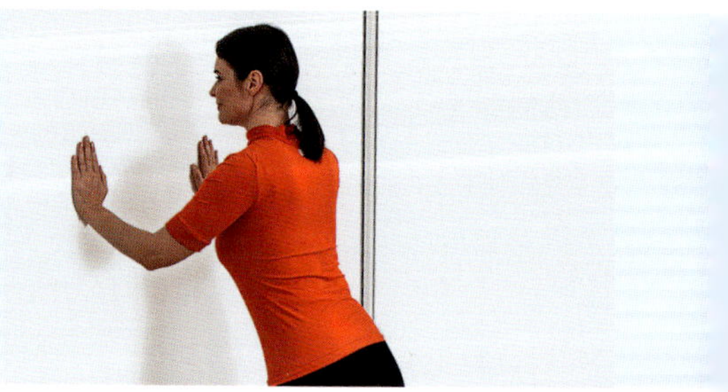

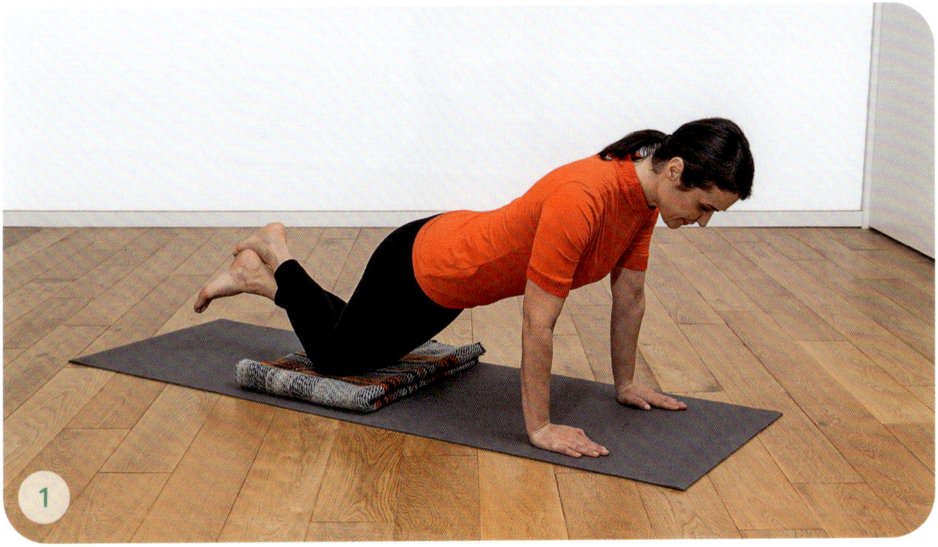

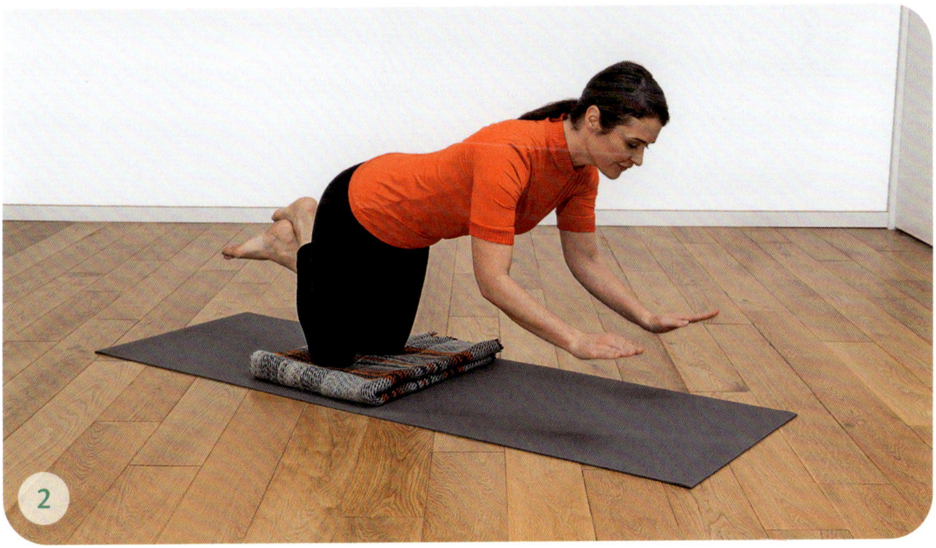

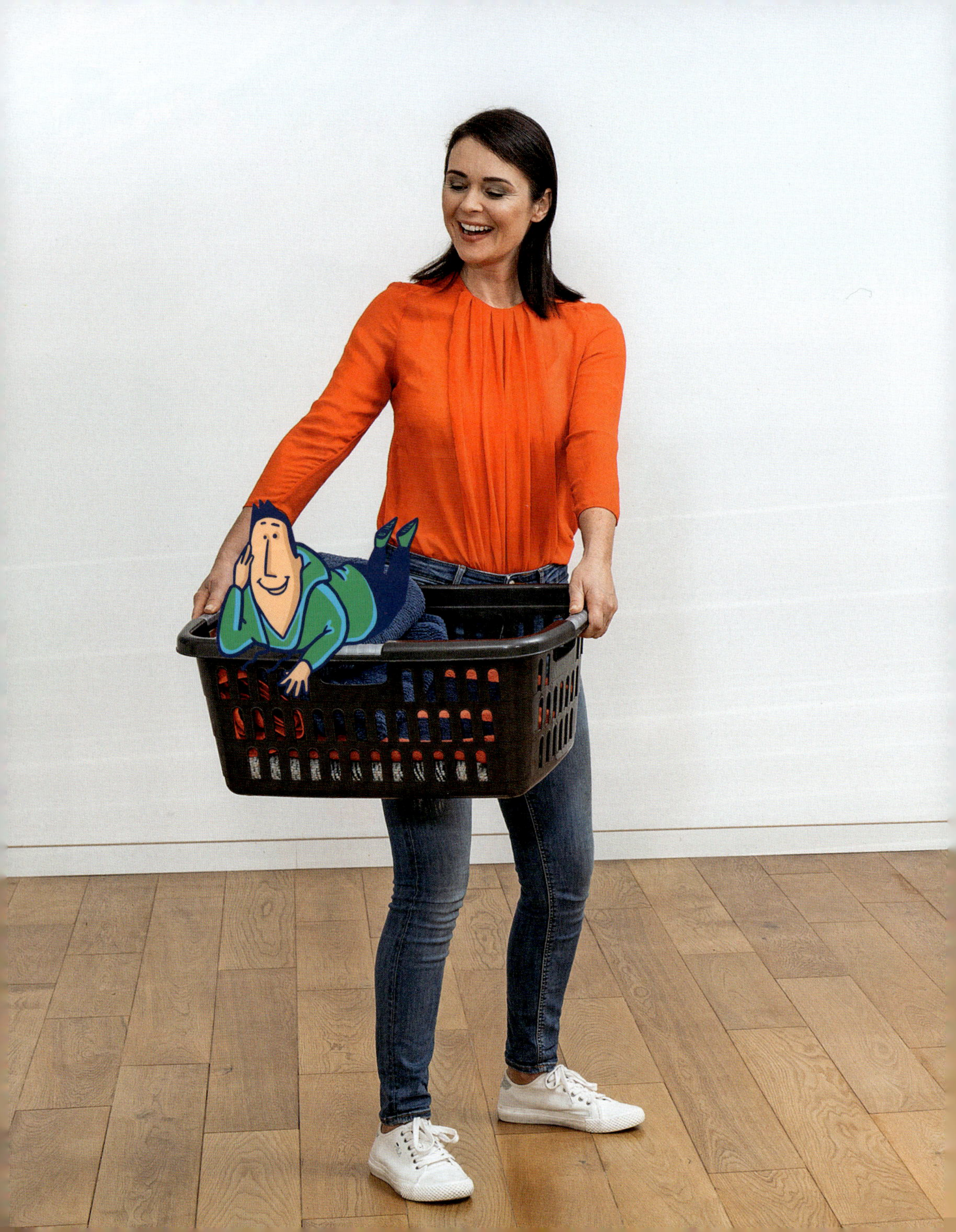

Lifehacks: Trainingsflows und Übungen für den Alltag

Wie Sie einfach Ihren Alltag für Ihr Training nutzen können, erfahren Sie hier.

Anti-Arthrose Flow 1: Unterkörper/Rumpf

» Hier eine aus dem Yoga entlehnte Übungsfolge, die Beweglichkeit und Kraft im ganzen Körper fördert. Der erste Teil geht von den Füßen bis zur Wirbelsäule.

Lifehack:

Sie brauchen für diesen Flow nicht viel Platz, Schulterbreite und eine Körperlänge auf dem Boden reichen vollkommen. Spezielles Aufwärmen muss auch nicht sein. Da es fließende, einfache Bewegungen sind, kann die Übung sogar als Warm-up vor anderen Übungen aus dem Buch genutzt werden.

Fangen Sie leicht an: Sie müssen nicht mit den Händen auf den Boden kommen, ein Stuhl oder Hocker reicht auch aus. Es ist Ihr Training, tun Sie sich etwas Gutes!

Strecken bis zum Ausfallschritt:

1. Los geht's im Stand: Strecken Sie die Arme vor dem Körper nach vorn und führen Sie sie weit nach oben über den Kopf. Schieben Sie Hände und Finger so weit nach hinten, wie es geht (Handfläche zur Decke). Auch das Brustbein zieht zur Decke.
2. Beugen Sie sich mit gestreckten Beinen so weit nach vorne, wie es möglich und schmerzfrei ist. Wenn Sie mit den Händen zum Boden kommen, großartig – ansonsten können Sie sich auf einem Hocker oder Stuhl abstützen.
3. Stützen Sie sich mit den Armen und machen Sie mit dem rechten Fuß einen großen Schritt nach hinten (Ausfallschritt-Position). Dies ist gut für ein bewegliches Hüftgelenk.
4. Drehen Sie sich auf: Führen Sie den Arm auf der Standbein-Seite nach außen und dann nach oben zur Decke. Blicken Sie auf die Hand, der Kopf dreht sich mit.

Dauer/Häufigkeit: Versuchen Sie, jede Position einen kurzen Moment zu halten. Später mehrere Sekunden. Starten Sie erneut mit dem linken Fuß hinten und wiederholen Sie den »Flow« 2–3-mal. Sind Sie fortgeschritten, können Sie den zweiten »Flow« direkt anhängen.

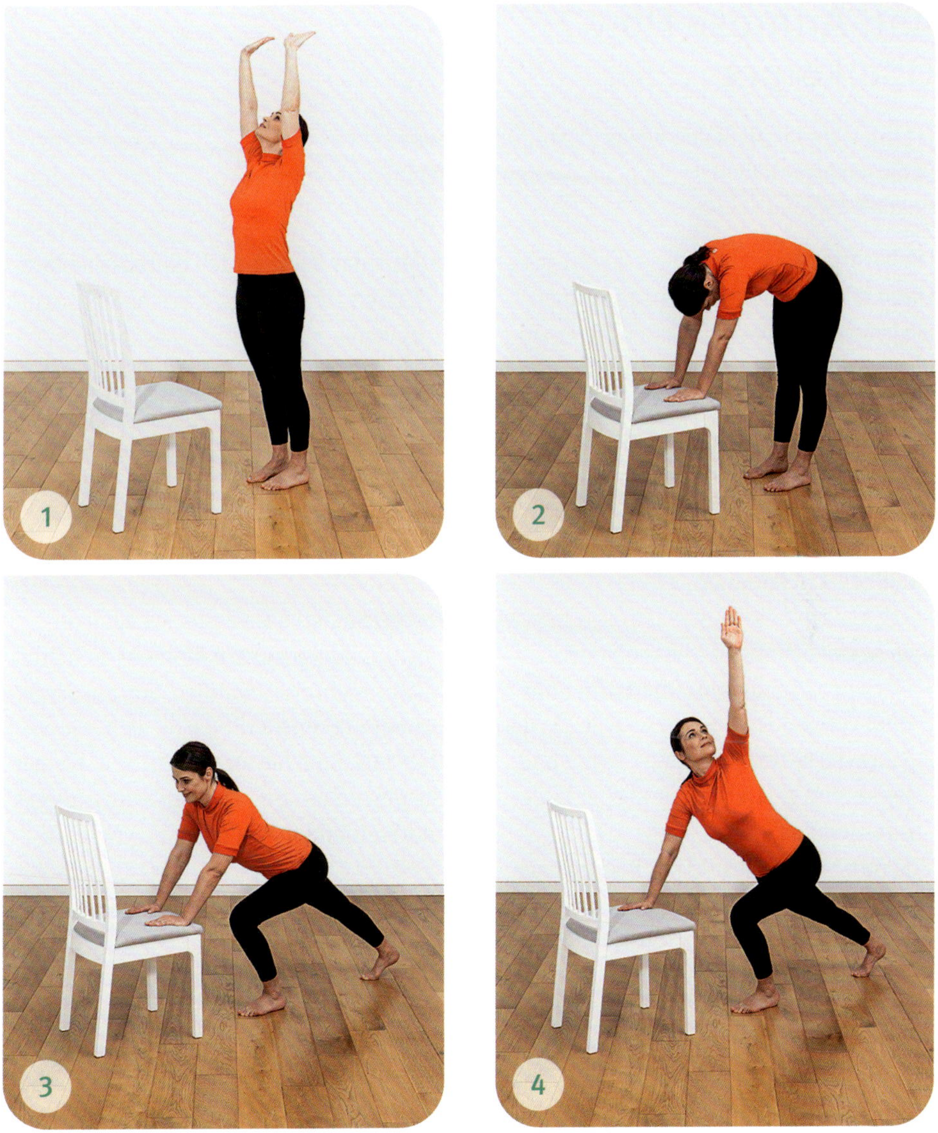
1
2
3
4

Anti-Arthrose Flow 2: Oberkörper

» »Flow« steht für fließende Bewegungen. Ohne Pause geht es also in die nächste Übungsposition. Im zweiten Teil kommen Übungen für die Arme und Schultern.

Lifehack:

Diese tollen Übungssequenzen können Sie jederzeit anpassen: Lassen Sie einen der Schritte, wie den Liegestütz ④, einfach weg oder machen Sie eine der Bewegungen ein paar Mal hintereinander. Auch hier können Sie sich mit einem Hocker oder Stuhl helfen; Zielsetzung ist aber, irgendwann mit den Händen auf den Boden zu kommen.

Vom Ausfallschritt zur Stützposition:

1. Nach der Drehung im Oberkörper aus dem vorigen Flow geht es zurück in den Stütz (Liegestütz-Position). Arme und Beine sind gestreckt, der Körper bildet eine gerade Linie.
2. Schieben Sie langsam das Becken nach vorne-unten. Der Blick geht zur Decke und der Rücken wird gestreckt.
3. Jetzt das Becken nach hinten schieben. Lassen Sie den Kopf zwischen die Arme sinken.
4. Es geht wieder in die Stützposition. Beugen Sie die Arme und machen Sie einen schönen Liegestütz.
5. Anschließend kommen Sie aus dem Stütz mit Schritten nach vorne in die Standposition zurück.

Dauer/Häufigkeit: Versuchen Sie jede Position einen kurzen Moment zu halten. Später mehrere Sekunden. Starten Sie erneut und wiederholen Sie den »Flow« 2–3-mal. Sind Sie fortgeschritten, können Sie den ersten und zweiten »Flow« direkt hintereinander ausführen.

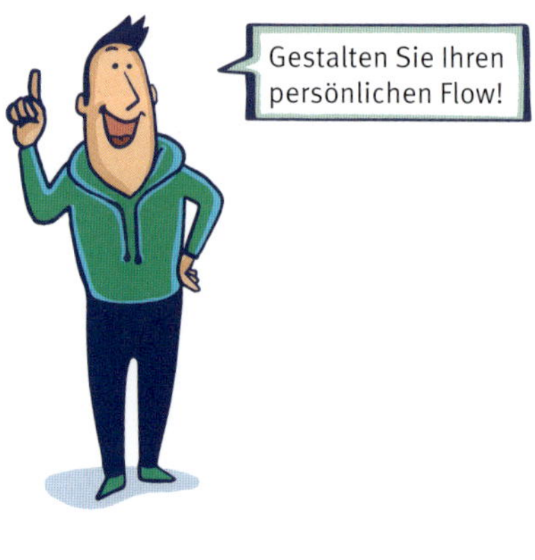

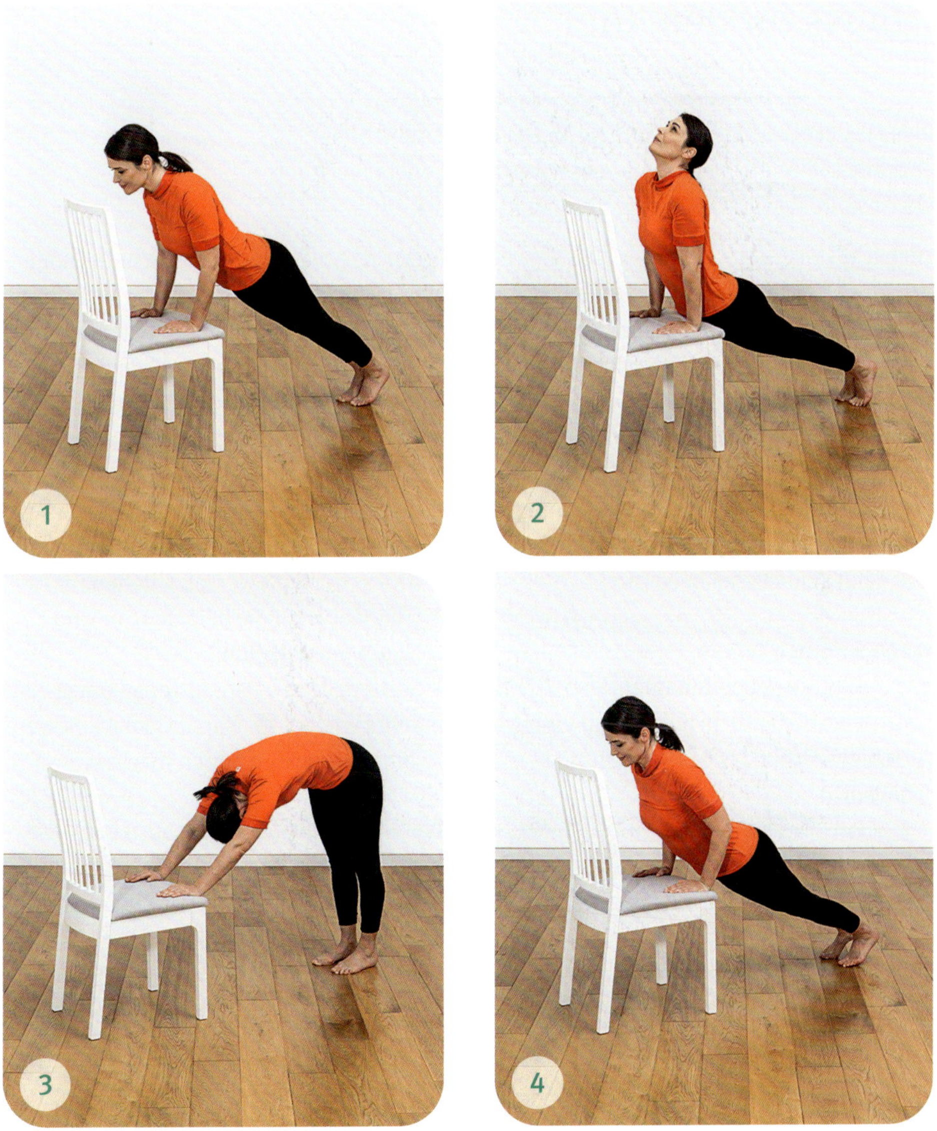
1
2
3
4

Fitness für den Kopf

›› Diese leichte Beweglichkeitsübung für Beine und Arme bringt eher alles oberhalb des Halses zum Schwitzen. Fordern Sie durch ungewohnte Bewegungsmuster die grauen Zellen!

Lifehack:

Auch im Sitzen lassen sich die Gelenke und sogar das Gehirn fit halten. Arme und Beine müssen sich bei diesem Flow gleichzeitig, aber unterschiedlich bewegen. Das kann am Anfang schwierig sein. Um den Anfang zu erleichtern, können Sie zuerst die eine Seite (Arm und Bein) und dann die andere Seite oder zuerst beide Arme und dann beide Beine bewegen.

Wenn Sie einen Tennis- oder Igelball haben, rollen Sie den Fuß darauf. Alternativ können Sie die Füße in Socken auf einem rutschigen Fußboden vor- und zurückschieben.

Beide Gehirnhälften zusammenbringen:

1. Der linke Arm ist nah am Körper nach hinten gezogen. Die Finger der Hand sind zu einer Faust geschlossen. Der linke Fuß steht hinten.

1. Der rechte Arm wird auf Schulterhöhe seitwärts gehalten. Die rechte Hand ist geöffnet. Der rechte Fuß steht vorne.
2. Der linke Arm bewegt sich nach vorne, die Faust öffnet sich. Gleichzeitig bewegt sich der linke Fuß nach vorne. Der rechte Arm bewegt sich zum Körper und wird nach hinten gezogen. Der rechte Fuß bewegt sich nach hinten, sodass die Füße versetzt stehen.
3. Jetzt wechseln die beiden Arme und Finger ihre Position.
4. Starten Sie mit Armen genau umgekehrt wie bei ❶. Nie die gleiche Bewegung mit beiden Seiten machen.

Dauer/Häufigkeit: Immer nur kurze Sequenzen von 15 bis 20 Sekunden. Wenn Sie unkonzentriert sind, machen Sie eine kurze Pause und starten Sie neu.

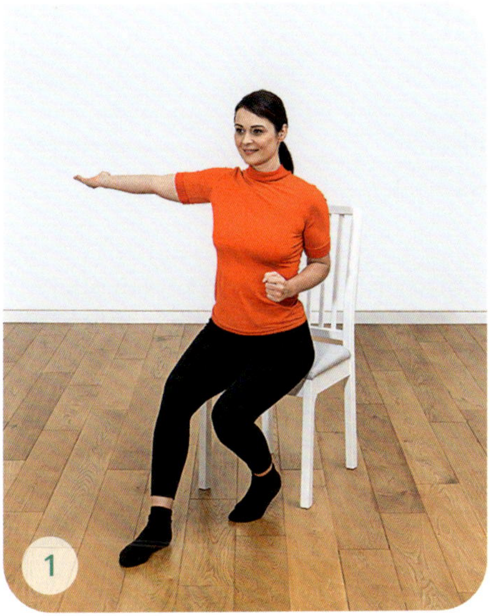
1

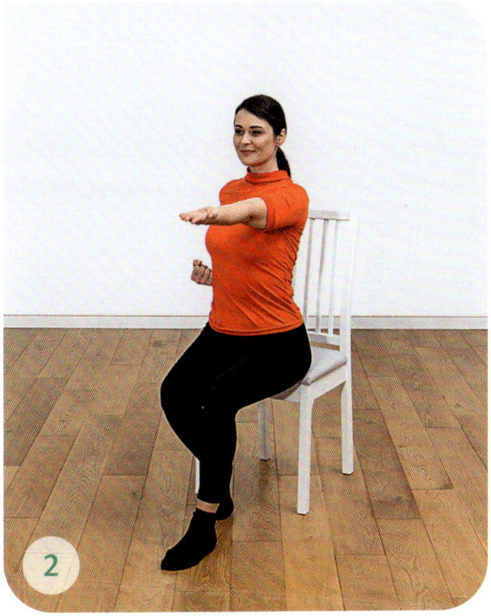
2

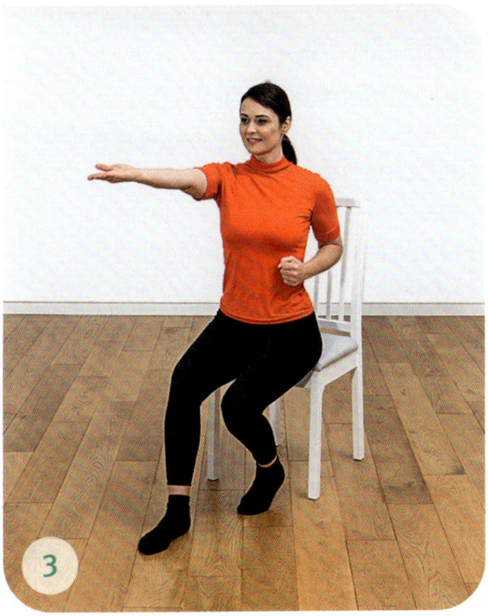
3

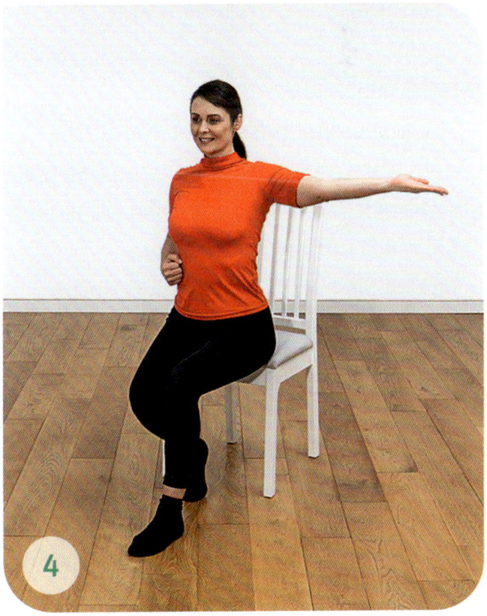
4

Guten Morgen Hüfte und Rücken

» Sie haben wenig Zeit oder vergessen vor lauter Alltagsstress schlicht immer Ihre Übungen? Nutzen Sie doch einfach den Wäschekorb für Ihr Training.

Lifehack:

Mit oder ohne Inhalt, ein normaler Wäschekorb lässt sich gut als Trainingsgerät gebrauchen. Starten Sie zum Anfang gerne immer mit einem leeren Korb. Heben mit geradem und Heben mit rundem Rücken ist beides gesund und sollte auch entsprechend trainiert werden! Später können Sie den Korb zunehmend schwerer befüllen.

Aus der Hüfte/aus dem Rücken:

1. Starten Sie im aufrechten Stand mit dem Korb in den Händen. Strecken Sie sich im Rücken schön durch und ziehen Sie die Schultern nach hinten.
2. Lassen Sie beim Bewegen des Korbs nach unten den Rücken bewusst gerade und bewegen Sie primär die Hüftgelenke.
3. Machen Sie jetzt Ihren Rücken rund und strecken Sie die Beine. Der Wäschekorb bewegt sich zu den Oberschenkeln.
4. Bewegen Sie den Wäschekorb in Richtung Boden und verstärken Sie die Rundung in der Wirbelsäule. Versuchen Sie, den Wäschekorb auf dem Boden abzusetzen. Sie werden vielleicht ein Dehngefühl im Bereich der hinteren Beinmuskulatur und/oder an der Rückseite der Wirbelsäule spüren.
5. Bewegen Sie sich wieder zurück in die Ausgangsstellung.

Dauer/Häufigkeit: 2–3-mal mit 15–20 Wiederholungen.

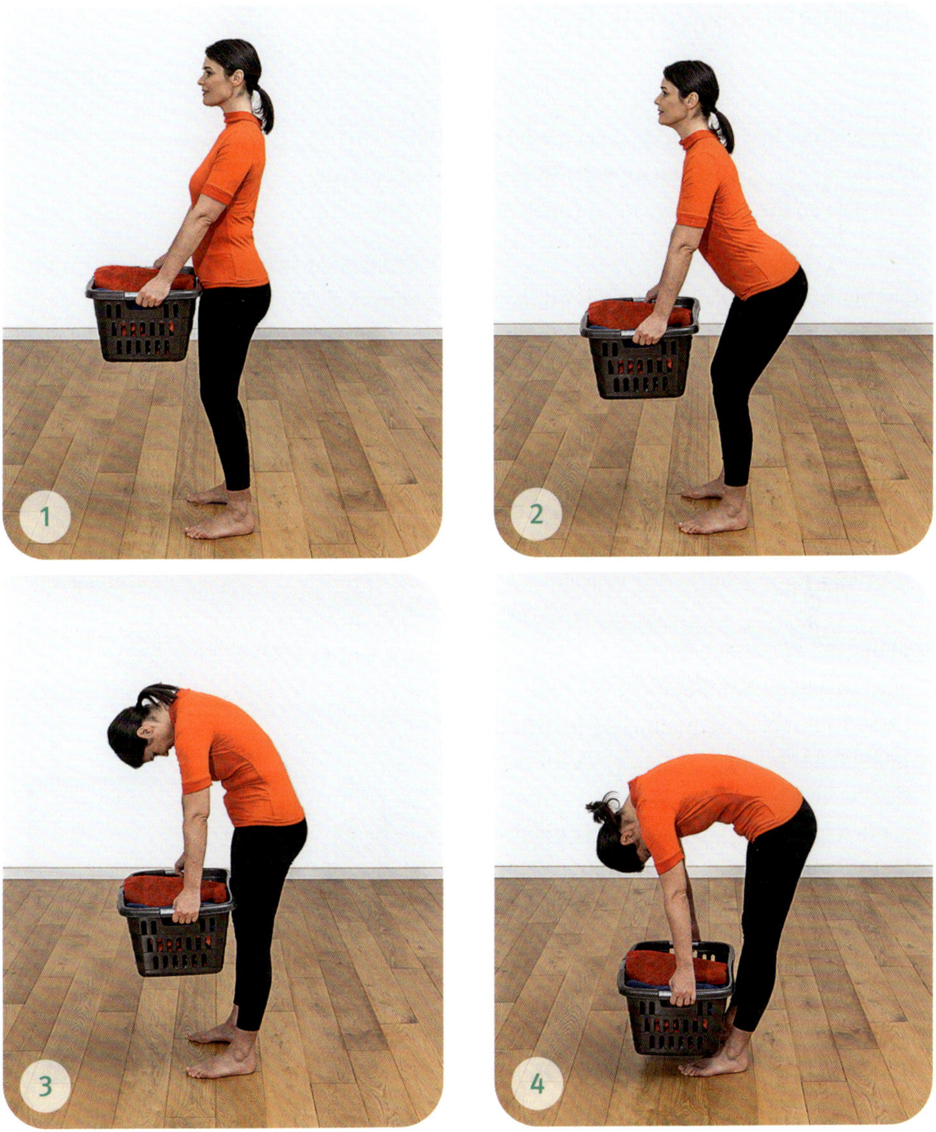
1
2
3
4

Drehen und Schieben

» Die Beschaffenheit der Wirbelsäule mit ihren vielen kleinen Muskeln ermöglicht es uns, erstaunliche Bewegungen zu vollführen. Damit dies so bleibt, sollten wir sie auch regelmäßig beüben.

Lifehack:

Viele Menschen können sich nicht gut aus dem Rücken drehen oder sich nicht mehr sehr weit nach vorne lehnen. Vermeiden sollte man diese Bewegungen aber darum nicht.

Im Gegenteil: Starten Sie mit leerem Korb und füllen Sie mit dem Trainingsfortschritt stetig ein wenig mehr Wäsche ein.

Drehung mit Wäschekorb:

1. Starten Sie im Stand in einer leichten Oberkörpervorbeugung mit dem Korb in beiden Händen.
2. Gehen Sie leicht in die Knie und drehen Sie den gesamten Oberkörper zu einer Seite. Stellen Sie den Korb für einen kurzen Moment seitlich auf einem Gegenstand (beispielsweise einem Stuhl) ab.
3. Drehen Sie sich wieder zurück, bis die Wirbelsäule gerade ist.
4. Bewegen Sie sich wieder in die Ausgangsstellung zurück.
5. Jetzt das gleiche zur anderen Seite.

Dauer/Häufigkeit: 2–3 mal mit 15–20 Wiederholungen.

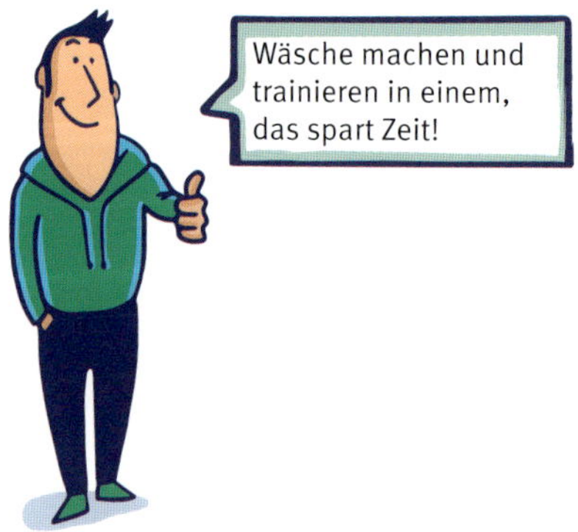

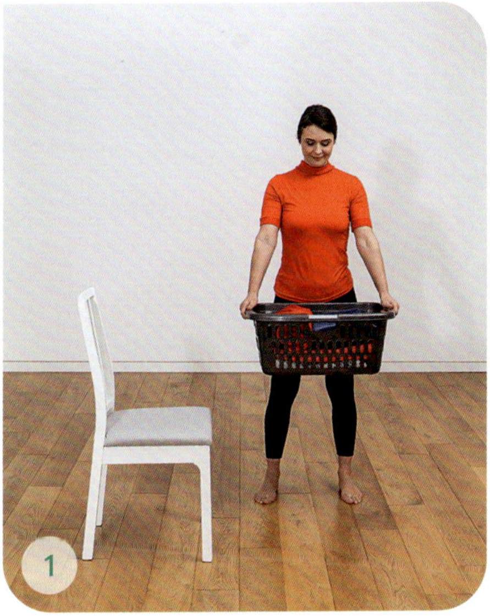

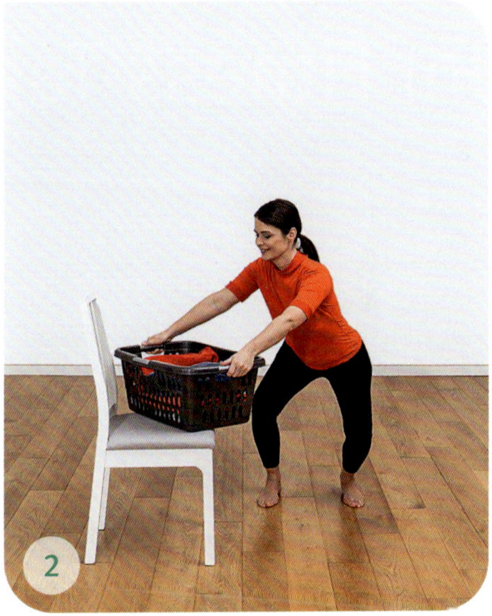

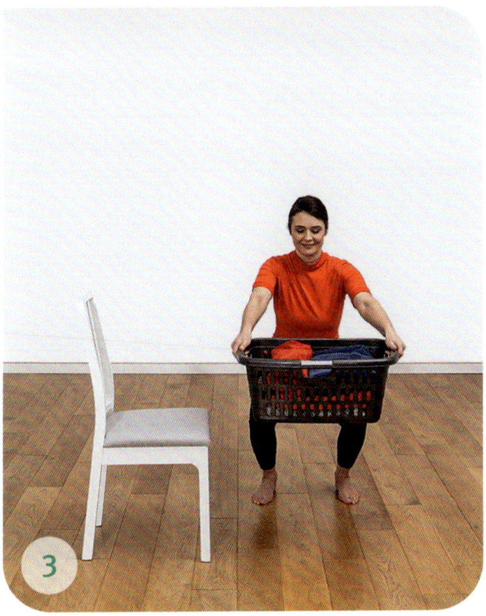

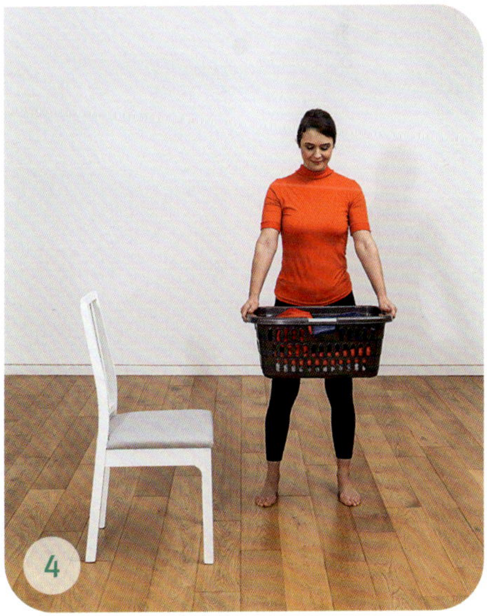

Ihr Fitness-Tagebuch

Hier finden Sie die Möglichkeit, Ihren Fortschritt zu dokumentieren. Tragen Sie das Datum ein, an dem Sie sich gesteigert haben. Versuchen Sie, jede Woche ein wenig mehr zu schaffen.

Übungsprogramm Einsteiger

Hüfte/Knie: Kniebeuge 1 – Wandsitz **(Seite 38)**

Erreichte Dauer in Sekunden (Datum eintragen)

15	20	25	30	35	40	45	50	55	60

Adduktoren: Im Stand **(Seite 40)**

Erreichte Wiederholungen (Datum eintragen)

8	10	12	15	18	20	22	24	26	28

Hüfte/Knie: Ausfallschritt 1 **(Seite 42)**

Erreichte Dauer in Sekunden (Datum eintragen)

10	15	20	10	15	20	10	15	20	Stufe 4

Füße: Fersenheben 1, sitzend **(Seite 72)**

Erreichte Wiederholungen (Datum eintragen)

8	10	12	15	18	20	22	24	26	28

Schulter: Innenrotation – Hände auf Bauch **(Seite 46)**

Erreichte Dauer in Sekunden (Datum eintragen)

5	10	15	20	25	30	35	40	45	50

Schulter: Außenrotation – Hand gegen Wand **(Seite 48)**

Erreichte Dauer in Sekunden (Datum eintragen)

5	10	15	20	25	30	35	40	45	50

Übungsprogramm Fortgeschrittene

Hüfte/Knie: Kniebeuge 2 – beidbeinig **(Seite 62)**

Erreichte Wiederholungen (Datum eintragen)

8	10	12	15	18	20	22	24	26	28

Abduktoren: Im Stand **(Seite 64)**

Erreichte Wiederholungen (Datum eintragen)

8	10	12	15	18	20	22	24	26	28

Adduktoren: In Seitlage **(Seite 66)**

Erreichte Wiederholungen (Datum eintragen)

8	10	12	15	18	20	22	24	26	28

Rumpf/Schulter: Seitstütz **(Seite 68)**

Erreichte Wiederholungen (Datum eintragen)

8	10	12	15	18	20	22	24	26	28

Hüfte/Knie: Ausfallschritt 2 – hoch und tief **(Seite 70)**

Erreichte Wiederholungen (Datum eintragen)

8	10	12	15	18	20	22	24	26	28

Füße: Fersenheben 1 – stehend **(Seite 72)**

Erreichte Wiederholungen (Datum eintragen)

8	10	12	15	18	20	22	24	26	28

Schulter: Innen-/Außenrotation – Gummiband **(Seite 74)**

Erreichte Wiederholungen (Datum eintragen)

8	10	12	15	18	20	22	24	26	28

Übungsprogramm Experten

Abduktoren/Rumpf/Schulter: Im Seitstütz **(Seite 88)**

Erreichte Wiederholungen (Datum eintragen)

8	10	12	15	18	20	22	24	26	28

Adduktoren: Im Seitstütz **(Seite 90)**

Erreichte Wiederholungen (Datum eintragen)

8	10	12	15	18	20	22	24	26	28

Hüfte/Knie: Kniebeuge 3 – einbeinig **(Seite 92)**

Erreichte Wiederholungen (Datum eintragen)

8	10	12	15	18	20	22	24	26	28

Füße: Fersenheben 2 – einbeinig **(Seite 94)**

Erreichte Wiederholungen (Datum eintragen)

8	10	12	15	18	20	22	24	26	28

Quellen

1 Moseley, J. B., O'Malley, K., Petersen, N. J., Menke, T. J., Brody, B. A., Kuykendall, D. H., Hollingsworth, J. C., Ashton, C. M. & Wray, N. P. (2002). A controlled trial of arthroscopic surgery for osteoarthritis of the knee. The New England journal of medicine, 347(2), 81–88. https://doi.org/10.1056/nejmoa013259

2 Bartholdy, C., Klokker, L., Bandak, E., Bliddal, H. & Henriksen, M. (2016). A Standardized »Rescue« Exercise Program for Symptomatic Flare-up of Knee Osteoarthritis: Description and Safety Considerations. The Journal of orthopaedic and sports physical therapy, 46(11), 942–946. https://doi.org/10.2519/jospt.2016.6908

3 Der englische Originaltext stammt von den Arbeiten der »Choosing Wisely Australia«-Initiative (choosingwisely.org.au). Übersetzung durch die Autoren (letzter Zugriff: 28.02.2023)

Literatur

Bartholdy, C., Klokker, L., Bandak, E., Bliddal, H. & Henriksen, M. (2016). A Standardized »Rescue« Exercise Program for Symptomatic Flare-up of Knee Osteoarthritis: Description and Safety Considerations. The Journal of orthopaedic and sports physical therapy, 46(11), 942–946. https://doi.org/10.2519/jospt.2016.6908

Block, J. A. & Cherny, D. (2022). Management of Knee Osteoarthritis: What Internists Need to Know. Rheumatic diseases clinics of North America, 48(2), 549–567. https://doi.org/10.1016/j.rdc.2022.02.011

DOV Dachverband Osteologie e.V. (2019). Prophylaxe, Diagnostik und Therapie der Osteoporose: bei postmenopausalen Frauen und bei Männern [Langfassung]. https://www.awmf.org/uploads/tx_szleitlinien/183–001l_S3_Osteoporose-Prophylaxe-Diagnostik-Therapie_2019–02.pdf (letzter Zugriff: 28.02.2023)

Moseley, J. B., O'Malley, K., Petersen, N. J., Menke, T. J., Brody, B. A., Kuykendall, D. H., Hollingsworth, J. C., Ashton, C. M. & Wray, N. P. (2002). A controlled trial of arthroscopic surgery for osteoarthritis of the knee. The New England journal of medicine, 347(2), 81–88. https://doi.org/10.1056/nejmoa013259

Teo, P. L., Hinman, R. S., Egerton, T., Dziedzic, K. S. & Bennell, K. L. (2019). Identifying and Prioritizing Clinical Guideline Recommendations Most Relevant to Physical Therapy Practice for Hip and/or Knee Osteoarthritis. The Journal of orthopaedic and sports physical therapy, 49(7), 501–512. https://doi.org/10.2519/jospt.2019.8676

Walther, L. E., Nikolaus, T., Schaaf, H. & Hörmann, K. (2008). Schwindel und Stürze im Alter. Teil 1: Epidemiologie, Pathophysiologie, vestibuläre Diagnostik und Sturzrisiko. HNO, 56(8), 833–41. https://doi.org/10.1007/s00106–008–1797–8

Stichwortverzeichnis

Bibliografische Information der Deutschen Nationalbibliothek
Die Deutsche Nationalbibliothek verzeichnet diese Publikation in der Deutschen Nationalbibliografie; detaillierte bibliografische Daten sind im Internet über http://dnb.d-nb.de abrufbar.

Programmplanung: Celestina Filbrandt
Projektmanagement: Elisa Salemi
Redaktion: Julia Jochim
Bildredaktion: Christoph Frick, Marie Crämer
Covergestaltung: © Thieme
Layout: CYCLUS · Visuelle Kommunikation, Stuttgart

Bildnachweis:
Covermotiv und Bild S. 3: © H. Münch/Thieme
Autorenfoto: © H. Münch/Thieme
Inhalt:
People-Fotos: © H. Münch/Thieme
Zeichnungen: Susi Schaaf, Bellheim

Die abgebildeten Personen haben in keiner Weise etwas mit der Krankheit zu tun.

1. Auflage 2023

TRIAS Verlag in Georg Thieme Verlag KG
Rüdigerstraße 14, 70469 Stuttgart, Germany
www.trias-verlag.de

Printed in Germany

Satz: Reemers Publishing Services GmbH, Krefeld
Druck: AZ Druck und Datentechnik GmbH, Kempten

Gedruckt auf chlorfrei gebleichtem Papier

ISBN 978-3-432-11638-9
Auch erhältlich als E-Book:
eISBN (ePub) 978-3-432-11639-6

1 2 3 4 5 6

Wichtiger Hinweis: Wie jede Wissenschaft ist die Medizin ständigen Entwicklungen unterworfen. Forschung und klinische Erfahrung erweitern unsere Erkenntnisse. Ganz besonders gilt das für die Behandlung und die medikamentöse Therapie. Bei allen in diesem Werk erwähnten Dosierungen oder Applikationen, bei Rezepten und Übungsanleitungen, bei Empfehlungen und Tipps dürfen Sie darauf vertrauen: Autoren, Herausgeber und Verlag haben große Sorgfalt darauf verwandt, dass diese Angaben dem Wissensstand bei Fertigstellung des Werkes entsprechen. Rezepte werden gekocht und ausprobiert. Übungen und Übungsreihen haben sich in der Praxis erfolgreich bewährt.

Eine Garantie kann jedoch nicht übernommen werden. Eine Haftung des Autors, des Verlags oder seiner Beauftragten für Personen-, Sach- oder Vermögensschäden ist ausgeschlossen.

Thieme Publikationen streben nach einer fachlich korrekten und unmissverständlichen Sprache. Dabei lehnt Thieme jeden Sprachgebrauch ab, der Menschen beleidigt oder diskriminiert, beispielsweise aufgrund einer Herkunft, Behinderung oder eines Geschlechts. Thieme wendet sich zudem gleichermaßen an Menschen jeder Geschlechtsidentität. Die Thieme Rechtschreibkonvention nennt Autor*innen mittlerweile konkrete Beispiele, wie sie alle Lesenden gleichberechtigt ansprechen können. Die Ansprache aller Menschen ist ausdrücklich auch dort intendiert, wo im Text (etwa aus Gründen der Leseleichtigkeit, des Text-Umfangs oder des situativen Stil-Empfindens) z. B. nur ein generisches Maskulinum verwendet wird.

Datenschutz
Wo datenschutzrechtlich erforderlich, wurden die Namen und weitere Daten von Personen redaktionell verändert (Tarnnamen). Dies ist grundsätzlich der Fall bei Patient*innen, ihren Angehörigen und Freund*innen, z.T. auch bei weiteren Personen, die z. B. in die Behandlung von Patient*innen eingebunden sind.

TRIAS, einer der führenden Ratgeberverlage im Bereich Gesundheit, gehört zur Thieme Gruppe, marktführender Anbieter medizinischer Fachinformationen und Services. Anspruch der Thieme Gruppe ist es, den im Gesundheitswesen tätigen Berufsgruppen sowie allen an Gesundheit Interessierten genau die Informationen und Angebote bereitzustellen, die sie in einer bestimmten Arbeitssituation oder Lebensphase benötigen. Durch die hohe Qualität und zielgruppenspezifische Relevanz der angebotenen Leistungen bereitet Thieme den Weg für eine bessere Medizin und mehr Gesundheit im Leben.

Thieme

Mehr vom Autorenduo **Sutor/Bumb**

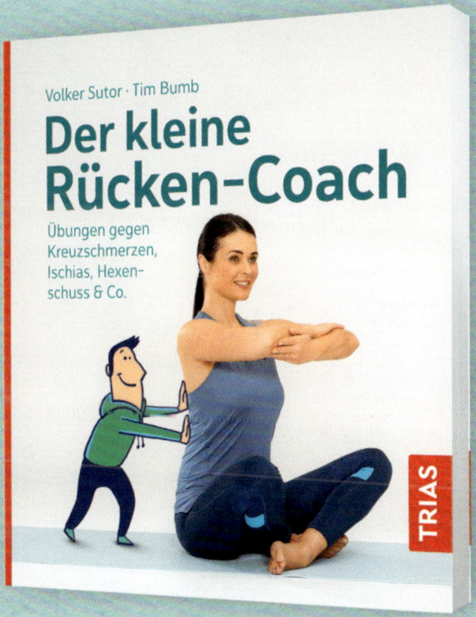

Sutor/ Bumb
Der kleine Rücken-Coach
ISBN 978-3-432-10903-9

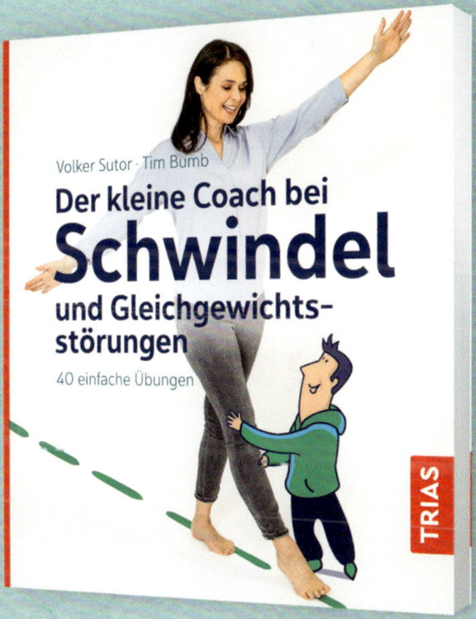

Sutor/ Bumb
Der kleine Coach bei Schwindel und Gleichgewichtsstörungen
ISBN 978-3-432-11340-1

TRIAS

Bequem bestellen über
trias-verlag.de/shop
versandkostenfrei
innerhalb Deutschlands

Rundum
fit & entspannt

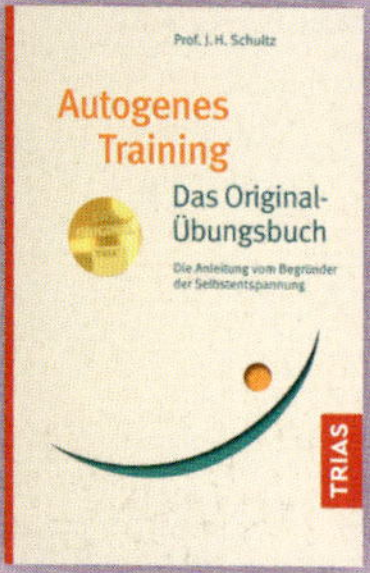

J.H. Schultz
Autogenes Training – Das Original-Übungsbuch

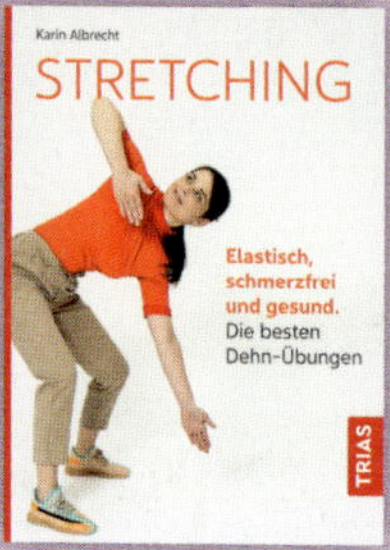

Karin Albrecht
Stretching

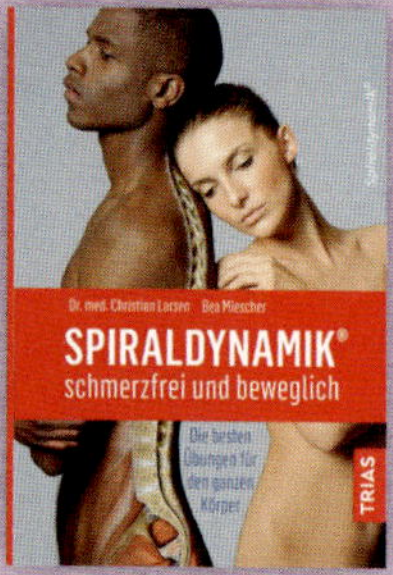

Christian Larsen, Bea Miescher
Spiraldynamik – schmerzfrei und beweglich

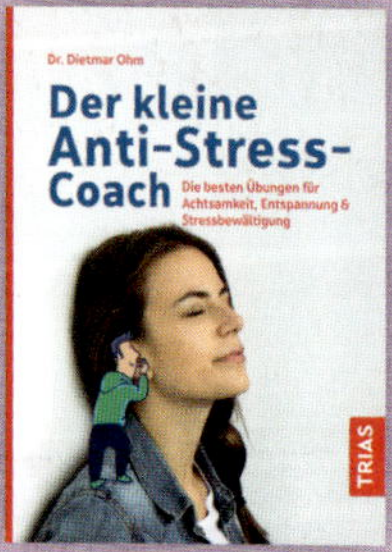

Dietmar Ohm
Der kleine Anti-Stress-Coach

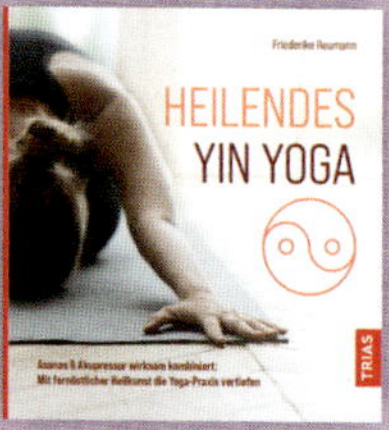

Friederike Reumann
Heilendes Yin Yoga

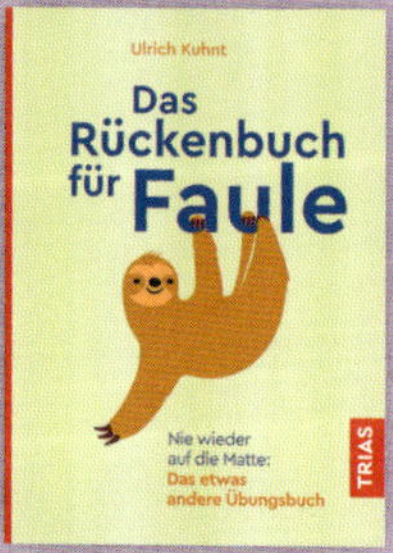

Ulrich Kuhnt
Das Rückenbuch für Faule

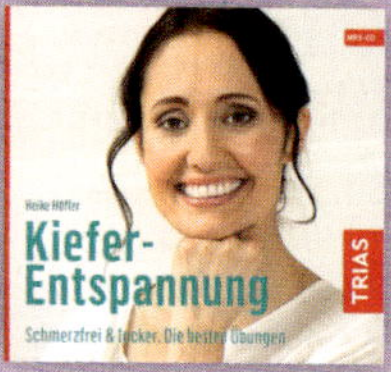

Heike Höfler, Sophia Baron
Kiefer-Entspannung

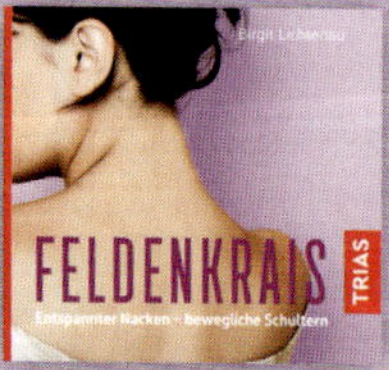

Birgit Lichtenau
Feldenkrais: Entspannter Nacken – bewegliche Schultern (Hörbuch)

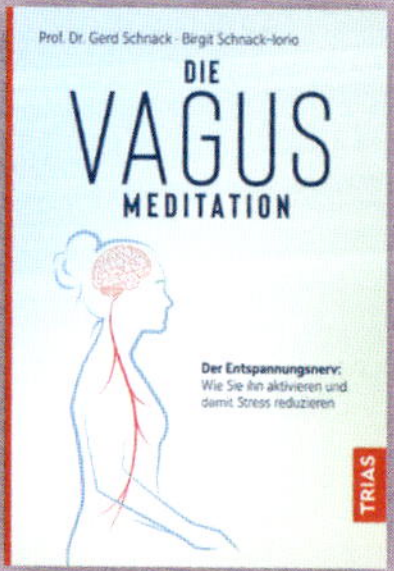

Gerd Schnack, Birgit Schnack-Iorio
Vagus-Meditation

Auch erhältlich als E-Book!

Mehr Bücher finden Sie hier:
www.trias-verlag.de